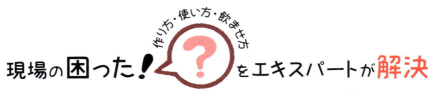

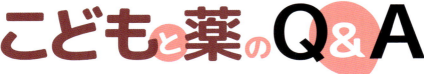

監修 石川 洋一　国立成育医療研究センター　薬剤部長
　　　　　　　　小児薬物療法研究会　代表

編集 小児薬物療法研究会

じほう

執筆者一覧

● **監修**

石川　洋一　　国立成育医療研究センター　薬剤部長／小児薬物療法研究会　代表

● **編集　小児薬物療法研究会：ML書籍編集委員（施設ごと北から）**

飯田　祥男　　アイエム薬局
清水　啓道　　東京大学医学部附属病院　薬剤部
川名三知代　　ココカラファイン薬局　砧店
石川　洋一　　国立成育医療研究センター　薬剤部長
赤羽　三貴　　国立成育医療研究センター　副薬剤部長
小村　誠　　　国立成育医療研究センター　薬剤部
德永　秀美　　国立成育医療研究センター　薬剤部
遠藤　美緒　　昭和大学　薬学部　病院薬剤学講座
冨家　俊弥　　昭和大学　薬学部　病院薬剤学講座／小澤病院　診療部副部長・薬局長
江藤不二子　　綾部薬局
中尾　將彦　　大阪市立総合医療センター　薬剤部
木村　仁美　　大阪市立総合医療センター　薬剤部
木村　誠　　　神戸こども初期急病センター　薬事グループ
山内　浩子　　国立病院機構　嬉野医療センター　薬剤部

● **編集協力者　小児薬物療法研究会（五十音順）**

秋山　直子　　産業医科大学病院　薬剤部
笠原　庸子　　県立広島病院　薬剤科
楠川　侑吾　　京都市立病院機構　京都市立病院　薬剤科
齋藤　順平　　国立成育医療研究センター　薬剤部
鈴木　秀明　　刈谷豊田総合病院　薬剤部
須田　泰記　　大阪市立大学医学部附属病院　薬剤部
寺岡　知香　　大阪母子医療センター　薬局
寺田　芳弘　　山梨大学医学部附属病院　薬剤部
鳥本真由美　　名古屋大学医学部附属病院　薬剤部
外間　登　　　琉球大学医学部附属病院　薬剤部
宮田　祥一　　有限会社　つちばし薬局　あぞの店
安福　功一　　ファーマシィ医療連携部

序

　乳糖アレルギーなんて本当にあるのか？　新生児・乳児・幼児への服薬指導ってどうすれば良いのか？　小児アトピーでのステロイド外用剤の本当の使用法は？　乳幼児に抗アレルギー剤は使ってはいけない？

　小児期の薬物療法は薬学部では習っていないのに，臨床現場では必ず出会うことになります。ところが周りの薬剤師も知識が十分でない，国内の図書，文献からも思うように情報が集まらない。たくさんの薬剤師の先生方からこんな声を聴きました。また，小児を専門とする先生からも，論文だけではなく他施設での実際の対応を知りたい，こんな声を聴きました。

　そこで小児薬物療法の問題解決のために，メールで気軽に小児薬物療法認定薬剤師や小児科医と質疑応答ができて，さまざまな小児医薬品情報，学会・講演会情報，小児医療に関わるニュースまで入手できるメーリングリストの会，小児薬物療法研究会をスタートさせました。おかげさまで今も会員が増え続けています。

　研究会では調べ方も分からないような小児薬物療法の問題に，鮮やかな回答が届きます。実際の現場で困っている多くの先生方に，研究会からこの回答を伝えることができれば，そんな思いで作ったのがこのQA本です。

　内容のQAは，多くの質疑応答の中から，現場で出会う確率の高い，また他では回答を見いだせないであろうテーマを厳選しています。本書を活用いただき，たくさんのこどもたちに適正で，安全な小児薬物療法を届けてあげてください。

　最後に，先生もどうぞ情報満載の小児薬物療法研究会にご参加ください。何も資格は問いません。先生のご参加を楽しみにお待ちしています。

案内は"小児薬物療法研究会へのお誘い"で検索してください。
http://www.ncchd.go.jp/hospital/about/section/medicine/syonikenkyukai.pdf

平成29年9月

国立成育医療研究センター　薬剤部長
小児薬物療法研究会　代表

石川　洋一

メーリングリストが本になるまで

小児薬物療法研究会メーリングリストがこんな形で本にまとまりました！

メーリングリスト原文

小児薬物療法研究会には毎日のように質問や回答，セミナー，小児関連情報が寄せられます

メーリングリス（ML）には，複数回答者から，自施設での実際例等さまざまな回答が寄せられます。

メーリングリストから厳選

"編集委員作成" は ML にはないが，知っておきたい基礎知識を紹介。ML同様，編集委員が実例を集めました。

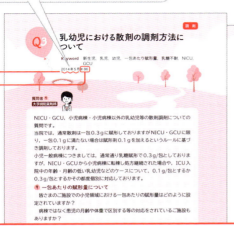
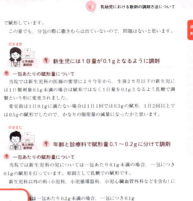

MLのなかから編集委員がQを厳選。寄せられた回答のエビデンスを確認し，類似の質問は一つのQにまとめるなど，書籍として読みやすくしました。

解説とコラム

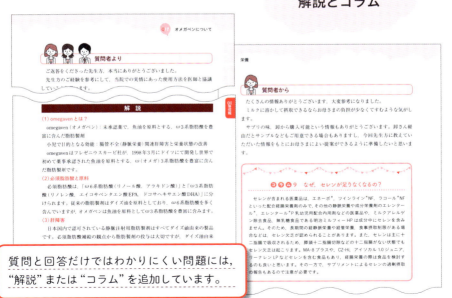

質問と回答だけではわかりにくい問題には，"解説"または"コラム"を追加しています。

contents

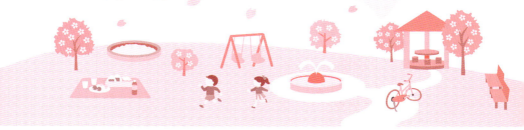

- Q1 乳糖不耐症って本当にそんなにいるの？ ……… 2
- Q2 乳糖賦形のメリットとデメリット ……… 7
- Q3 乳幼児における散剤の調剤方法について ……… 14
- Q4 NICU退院時の服薬指導について ……… 18
- Q5 乳児へのアルファカルシドール内用液の飲ませ方について …… 23
- Q6 フルコナゾールとST合剤の飲ませ方について ……… 27
- Q7 ルゴール液の味のマスキングについて ……… 30
- Q8 服薬困難な薬を上手に飲んでもらう工夫について ……… 33
- Q9 拒薬の強い患児（発達障害を含む）の服薬について ……… 37
- Q10 患児本人への服薬指導について ……… 43
- Q11 思春期での怠薬防止について ……… 49
- Q12 新生児領域のおススメの図書 ……… 56

contents

- Q13 新生児における薬剤経管投与について ……………………… 58
- Q14 母乳添加用粉末（HMS）やとろみ剤の薬剤部分包について …… 62
- Q15 セレン内用液の調製方法 ………………………………………… 68
- Q16 セレン欠乏症患児へのサプリでの補充について ……………… 72
- Q17 オメガベンについて ……………………………………………… 75
- Q18 サイクリックTPN（中心静脈栄養）について ………………… 80
- Q19 ミトコンドリアレスキューについて …………………………… 83
- Q20 エリキシル剤に含まれるアルコールの影響について ………… 87
- Q21 シクロスポリン内用液少量投与について ……………………… 92
- Q22 経口抗がん薬などの調剤時の注意点 …………………………… 97
- Q23 トレチノインカプセルの懸濁方法について …………………… 99
- Q24 経口抗がん薬を服用しやすくするための調剤方法 …………… 102
- Q25 保護者がテモゾロミド，シクロホスファミドを投与する際の注意点 ……………………………………………… 106
- Q26 シクロホスファミド内服の在宅管理について ………………… 110
- Q27 乳児喘息に対するステロイド静注の投与方法について ……… 112
- Q28 小児における吸入指導について ………………………………… 116

- Q29 アトピー性皮膚炎におけるステロイド外用薬の使い方 ……… 121
- Q30 ステロイドによる成長障害について ……… 125
- Q31 ステロイド外用薬の副作用って本当にあるの？ ……… 130
- Q32 ミダゾラムの点鼻／口腔内投与について ……… 135
- Q33 唾液分泌抑制について ……… 139
- Q34 おむつかぶれに使用する外用剤について ……… 143
- Q35 抗ヒスタミン薬の使用について ……… 149
- Q36 造血幹細胞移植・臓器移植後や手術後の予防接種について ‥ 157
- Q37 風邪症候群と抗菌薬について ……… 160
- Q38 発熱時の受診勧奨の実際について ……… 165
- Q39 集団生活でのアナフィラキシーに対するエピペンの使用について
  ……… 170
- Q40 小児の誤飲について ……… 175
- Q41 災害時に常用薬をどう確保する？〜慢性疾患を中心として〜
  ……… 183

コラム

- Q1 コラム1 乳糖不耐性（食物アレルギーではない） ……… 6
- Q5 コラム2 薬はミルクに混ぜてはいけない？ ……… 26
- Q7 コラム3 原発事故に備えた「乳幼児向けヨウ素ゼリー」 ……… 32
- Q8 コラム4 乳児ボツリヌス症 ……… 36

Q9	コラム5	「乳幼児・小児服薬介助ハンドブック」の紹介	42
Q10	コラム6	プレパレーション（preparation）	46
Q14	コラム7	強化母乳：HMS-1またはHMS-2とは	66
Q14	コラム8	トロメリン，つるりんこの乳児使用は推奨できない	67
Q16	コラム9	なぜ，セレンが足りなくなるの？	74
Q21	コラム10	このお薬ってどんな味？	96
Q26	コラム11	シクロホスファミドの揮発性と曝露問題	111
Q37	コラム12	日本における耐性菌対策について	164
Q38	コラム13	OS-1® について	168
Q40	コラム14	誤飲の原因	182
Q40	コラム15	CR包装について	182
Q41	コラム16	薬包紙の折り方	189

付録

付録1　各種スペーサー（JPGL2012推奨） ……………………………… 192
付録2　服薬補助ゼリー ……………………………………………………… 195
付録3　乳幼児身体発育調査の概況について …………………………… 197

索引

キーワード索引 ……………………………………………………………… 199
ジャンル別Q一覧 …………………………………………………………… 204

小児薬物療法研究会メーリングリスト

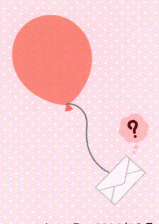

2013年12月～2016年8月

調剤

Q1 乳糖不耐症って本当にそんなにいるの？

Keyword 乳糖不耐症，賦形剤，デンプン，乳糖，賦形量，散剤
2013年12月 #10, #12

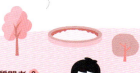

質問者
病院薬剤師

当院では調剤内規により分包する際に一包あたりの重量が0.2g以下の場合は，患者年齢にかかわらず原則，乳糖を入れて賦形しますが，1歳未満の患児への賦形に乳糖を用いることについて乳糖不耐症による下痢が生じるのではないかと疑問を感じております。

❓① 賦形剤の使用について

皆さまのご施設では散剤の賦形には乳糖とデンプンのどちらを用いていますか？

❓② 乳糖不耐症リスクについて

新生児および乳児における乳糖不耐症のリスクについてどのようにお考えでしょうか？
この件に関して興味のある方の意見をお尋ねしたいです。よろしくお願いいたします。

回答者A
薬局薬剤師

❓① 年齢に関係なく原則EFC乳糖で賦形
❓② 質問の背景の詳細を知りたい

❓① 賦形剤の使用について

興味深いお話をありがとうございます。当方でも年齢に関係なくEFC（Extra Fine Crystal）乳糖で賦形をしております。

② 乳糖不耐症リスクについて
回答者A質問

「1歳未満」という点についてもう少し詳しく教えてください。

実際に乳糖不耐症疑いの下痢症の患児がいるのであれば，月齢や栄養の形態などの傾向をお願いします。

質問者から返答

当院では乳糖により実際に下痢をしたという患児は今のところいません。

何らかの形で母乳または人工乳で栄養を摂っている時期という意味で1歳を基準に考えておりますが，1歳以上でも乳糖不耐症により下痢をするケースはあるかと思われます。

育児関連情報によると1歳未満において乳糖不耐症により下痢をするケースが多く寄せられているようです。

回答者B

総合病院薬剤師

① 原則乳糖での賦形，乳糖禁とされた児にのみデンプンで賦形

① 賦形剤の使用について

当院でも，一包あたり0.2g未満の場合，原則として乳糖で賦形しています。
- 賦形量は1歳以上で一包あたり0.2g，1歳未満は一包あたり0.1g
- 新生児センターのみ一包あたり0.1g未満の場合に，一包あたり0.1gに賦形
- 乳糖不耐症で乳糖禁の場合はデンプンでの賦形

② 乳糖不耐リスクについて

乳糖賦形で下痢がひどくなったなど，これまで特に問題となったことはありません。

かつて，「1歳未満よりも，牛乳にアレルギー（乳糖の中にごくわずかに残った残留乳タンパクに対するアレルギー）のある子もいるので，1歳以上の子の賦形を一律デンプンにして欲しい」という医師もいましたが，一律にデンプンにするのは院外処方も含めて困難であること，服用のしやすさの点からも乳糖の方

が勝っていることなどから，乳糖での賦形を継続しています。

回答者C 県立小児病院薬剤師

? 1 最近，賦形剤をデンプンから乳糖へ切り替えた
? 2 乳児では乳糖不耐症による下痢のリスクは少ない

当院では最近，新生児病棟の賦形をトウモロコシデンプンから乳糖に変更しました。以前は乳糖不耐症の可能性を考えてデンプンで賦形していたのですが，新生児科医師の考えで乳糖に変更しました。

● **乳糖賦形に変更した理由**
- 先天性ラクターゼ欠損の発生頻度は極めて低い
- 乳糖不耐症と診断がつくのは2，3歳頃が多い
- 腸管障害のある患者の場合デンプンにより腸内の悪玉菌が増殖してしまう懸念がある
- 新生児はアミラーゼを自己産生できず母乳中のアミラーゼに依存している

上記の理由より，ほとんどの患児においては乳糖の賦形で問題になることはないとの判断です。

● **1回あたりの賦形量**

当院では円盤型の分包機なので賦形量を最小限にしています。「1回量0.05g以下の場合一包あたり0.05gを加える」としています。

当院もまだ変更して間もないので，今後しばらくは注視していくことにしています。

回答者D 総合病院薬剤師

? 1 原則，乳糖で賦形
? 2 乳糖不耐症は2～3歳より以前には顕在化しにくい

? 1 賦形剤の使用について

当院も乳糖を使っています。ここ3年 β-ガラクトシダーゼ製剤もほとんど使用していません。ただ，賦形量が一包0.3gと多く，もう少し減らせたらよいとは思っています。

Q1 乳糖不耐症って本当にそんなにいるの？

② 乳糖不耐症リスクについて

　乳糖不耐症について文献[1]を探したところ，「2～3歳より以前に先天的ラクターゼ欠損による乳糖不耐が生じることは一般的ではなく，この年齢で乳糖の吸収不良が疑われた症例については，他の病的要因についても検索する必要がある」との記載が見受けられました。

　乳糖不耐症というよりもタンパク質へのアレルギーなど，別の要因も多い気がします。

　文献にでてくるような，炭水化物吸収不全の症例にはまだ遭遇していません。同じ文献に，腸内細菌に関しても「新生児や乳児では経口摂取された乳糖の20％以上が大腸に到達し，腸内細菌により代謝されることで糞便中のpHを低下させる。これはビフィズス菌や乳酸桿菌などの有益な腸内細菌に対して有利に作用し，病原菌となりうるプロテウス属やクレブシエラ属を抑制する」[1]と記載されていました。

質問者より

　各方面の先生方より，たくさんのご意見をいただきました。本当にありがとうございます。

　原則，乳児の処方に乳糖を使用しても問題ないことがわかりました。

　どうしても乳糖で下痢する患児の場合は，やはり処方せんに乳糖禁止のコメントを入れてデンプン賦形で対応，としてもらった方がよさそうですね。

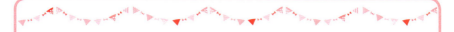

コラム1　乳糖不耐症（食物アレルギーではない）

　乳糖は産後成乳段階の母乳100mL中に5g程度含まれ[2]，小腸粘膜の乳糖分解酵素ラクターゼによってグルコースとガラクトースに分解される[3]。哺乳類は授乳期が過ぎると分解酵素の活性が低下して乳糖不耐となり[4]，成人では1回20gの乳糖を含有する食餌を摂取して下痢を来した患者で乳糖不耐症によるとの推測が可能であるといわれている[5]。一方で，乳児期の乳糖不耐症には急性の感染性下痢などで小腸粘膜が傷害されて一過性に起こる「二次性乳糖不耐症」と，生まれながら乳糖分解酵素がない「先天性乳糖不耐症」とがある[4]。成長障害等で治療が必要な乳糖不耐症の乳児には，乳糖を含まない無乳糖乳を与えたり，不足している乳糖分解酵素を薬剤で補充したりする[4]。

参考文献

1) Heyman MB; Committee on Nutrition：Lactose Intolerance in Infants, Children, and Adolescents. Pediatrics, 118(3)：1279-1286, 2006.
2) 北村キヨミ，他：合併症産婦の母乳成分の研究―蛋白質，中性脂肪，乳糖―. 母性衛生，37(1)：82-90, 1996.
3) 第十六改正日本薬局方解説書. 廣川書店, 2011.
4) 稲葉知己：乳糖不耐症による下痢. Nutrition Care, 11(6)：1069, 2013.
5) 高田製薬株式会社：ミルラクト，インタビューフォーム（第2版，2010年11月）

調剤　服薬支援　投与方法

Q2 乳糖賦形のメリットとデメリット

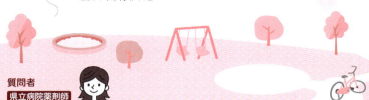

Keyword　乳糖不耐症，牛乳アレルギー，賦形剤，デンプン，乳糖
2014年9月 #172

質問者
県立病院薬剤師

賦形剤の選択について皆さまのご意見をうかがえたらと思い，メールいたしました。
当院では従来，小児・成人にかかわらず原則として賦形剤は乳糖を使用していますが，先日「賦形剤はすべてデンプンに」とういう話がおりてきました。牛乳アレルギーあるいは乳糖不耐症の患者さんの安全に配慮して，という方針だそうです。
デンプンでの賦形では①味が悪くなること，②粒子径の問題から主薬との混合性が悪くなることが考えられること，③小児では粉薬を温湯に溶いて飲ませることが多いので，温湯の温度が高めだと糊状になりシリンジやチューブを通過しなくなること——などデメリットも多いと思います。そこで以下について質問です。

❓ 1　賦形剤としてなにを使用？
❓ 2　実際に牛乳アレルギー／乳糖不耐症を経験した例は？
❓ 3　デンプン賦形についてどう考える？

　皆さまの施設で，すべてデンプンで賦形している施設がありますか？　また，デンプンでの賦形にすることについてメリット，デメリットなどのご意見をうかがいたいと思います。

調剤　服薬支援　投与方法

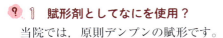

- ？1　原則デンプンで賦形
- ？2　実際的な問題は起きていない
- ？3　乳糖を使用できない患者の確率が低いことから乳糖賦形を行いたい

？1　賦形剤としてなにを使用？

当院では，原則デンプンの賦形です。

？2　実際に牛乳アレルギー／乳糖不耐症を経験した例は？

乳糖を使用できない患者に遭遇することはほとんどありません。

？3　デンプン賦形についてどう考える？

デンプンは苦くパサつきもあり飲みにくいため，基本の賦形剤を乳糖に変更したいと考えていました。

回答者A質問

皆さんの施設では牛乳アレルギーあるいは乳糖不耐症の患児対策はどのようにされているのでしょうか。乳糖賦形を基本としている施設の方の意見をお聞かせください。

- ？1　原則乳糖で賦形
- ？2　実際的な問題は起きていない
- ？3　乳糖を使用できない患者の頻度から考えてデンプン賦形は不要

？1　賦形剤としてなにを使用？

当院では昔から基本的に賦形剤はすべて乳糖を使用しています。

？2　実際に牛乳アレルギー／乳糖不耐症を経験した例は？

現在のところ乳糖を使用できない患者には遭遇したことはありません。

？3　デンプン賦形についてどう考える？

乳糖を使用できない患者の頻度から考えてデンプン賦形は不要。牛乳アレルギーなどに対する懸念は確かにありますが，現在のところ「牛乳アレルギー」の患者には遭遇したことがありません。ただし，「乳糖不耐症」の患児はときどき遭遇しますので，今後は考える必要があるかとは思います。

多くの医薬品の添加物として乳糖が含まれているので，「牛乳アレルギー」で

あれば乳糖での賦形の可否以前に，多くの医薬品が投与不可となるのですが，どうなのでしょうか？

回答者C
大学病院薬剤師

？1 原則乳糖で賦形

● **アレルギー情報を医療者が共有することが重要**

アレルギー情報を疑いも含めて，確実に医療者が共有している，というシステム作りが大事ではないでしょうか。

たとえば，「乳糖不耐症やガラクトース血症で無乳糖ミルクを飲んでいる」という情報と「牛乳の乳タンパクアレルギーのためエレメンタルフォーミュラーでないとアレルギー症状がでる」という情報では注意する薬剤の数が違いますし，対応も異なります。また，本当に乳糖フリーの食事にした場合は腸管pH変化やカルシウム，ビタミンDの摂取など他にも気をつけなければならないこともあります[1), 2)]。

参考資料

(1) Heyman MB; Committee on Nutrition：Lactose intolerance in infants, children, and adolescents. Pediatrics, 118(3)：1279-1286, 2006.
(2) Montgomery RK, Grand RJ, Büller HA：Lactose intolerance：Clinical manifestations, diagnosis, and management. UpToDate®, Wolters Kluwer (http://www.uptodate.com/contents/lactose-intolerance-clinical-manifestations-diagnosis-and-management)
(3) NIH Consensus Development Conference：Lactose Intolerance and Health, February 22-24, 2010.（https://consensus.nih.gov/2010/images/lactose/lactose_abstracts.pdf）

回答者Aより

文献の添付ありがとうございます。時間を見て，読み込んで勉強いたします。

当院でもすべてデンプンで賦形というわけではなく，乳糖賦形とされている薬剤はいくつかありますが，そうなった経緯は今となっては誰も知りません。これは結局，乳糖賦形を行っていても問題は起こっていないということなのですね。

乳糖ですらアレルギーを起こす重篤な牛乳アレルギーというような特例的な

ケースは，医師からも患児側からも情報がくるということで解決されていると解釈しました。

大学病院薬剤師より質問

● 牛乳アレルギーへの乳糖投与？

"乳糖は高度に精製されているものでも0.3％くらいタンパク質が残存している"とのことで，重度の「牛乳アレルギー」では微量に乳タンパクが残存する乳糖にまで反応してしまう，という解釈でしょうか？

乳糖まで除去しなければならないような患者さんでしたら，当然微量摂取でアナフィラキシーや呼吸困難等を起こすレベルでしょうし，牛乳アレルギー患者禁忌薬剤の投与不可ばかりか，大半の乳糖を含む医薬品自体を服用できないことになりますから，乳糖賦形の可否だけの問題ではなくなるのではないかと思います。そのようなレアケースであれば，そのために内規を変えなくても特例として扱ってもよいレベルではないかと考えるのですが。

薬局薬剤師（小児アレルギーエデュケーター）よりコメント

● 牛乳アレルギー ≠ 乳糖不耐症

牛乳アレルギーは乳糖不耐症とは別物です。

また牛乳アレルギー（乳に含まれるタンパクに対するアレルギー）があるから，乳糖を控えなくてはならないとは現在考えられておりません。

牛乳で下痢を起こす人の中には，乳糖不耐症であるにもかかわらず過去に牛乳アレルギーと診断されている患者や，自身が「牛乳アレルギー」と思い込んでいる人もいるようです。

過去，牛乳アレルギーは「乳糖」摂取不可という考え方もあったため，話がより複雑になっていますが，現在は，乳糖に含まれている乳成分は微量であるため，牛乳アレルギーの患者さんでもほとんどの場合問題ないと考えられています。

乳糖賦形のメリットとデメリット

回答者D 薬局薬剤師

① 原則乳糖で賦形
② 乳糖が使用できないほどの重篤な牛乳アレルギーは一般的に考えにくい

① 賦形剤としてなにを使用？

当薬局で取り扱っている医薬品に関しては，すべて乳糖で賦形しております。現在，医療機関から月に40〜50件程度の処方箋を受けており，それぞれの病院の内規が違いますが，すべてデンプンという施設の処方箋は受けていません。

② 実際に牛乳アレルギー／乳糖不耐症を経験した例は？

乳糖に関してですが，「極めて微量の摂取でも症状が出現する牛乳アレルギーの患者では，乳糖の使用を控える方が安全である」ということは把握していますが，今まで乳糖での賦形が行えないほどの牛乳アレルギーの患者さんには出会ったことはありません。

回答者E 県立小児病院薬剤師

① 原則乳糖で賦形
② 重篤な牛乳アレルギーは調剤支援システムに登録している

① 賦形剤としてなにを使用？

賦形については以前も議論になったように，これまでは施設独自の考え方で行われていたのが実情で，何が本当に適切なのかは不明確だったと思います。

当院も数年前までは新生児に対しては一律でデンプンによる賦形を行っていましたが，新生児科医師と協議して乳糖に変更しました。変更後，下痢が増えたなどのマイナスの影響は起こっていません。

② 実際に牛乳アレルギー／乳糖不耐症を経験した例は？

アレルギーについても多くの先生方がコメントされているように含まれる乳由来タンパクは微量ですので，あまり気にしなくてもよいかと思われます。もちろん微量のタンパクに対してもアレルギー反応を示すような患者さんについては賦形剤の変更を考慮します。

当院ではそのような患者さんについては調剤支援システムの設定で賦形剤を自動的にデンプンに変更するようになっています。院外処方についてはコメントに記載して対応しているのが現状です。

質問者より

賦形剤について，早速いろいろな施設の情報をお教えいただきありがとうございます。

すべてデンプンで賦形している施設はないのではないかと思っていたのですが，Aさんの所のような施設もあるのですね。患者さんの服用のしやすさから考えるとやはり乳糖なのだと思います。

当院でも，牛乳アレルギーはもちろんのこと，乳糖が使用できないような乳糖不耐症の患者さんはほとんどいませんし，大半の医薬品に乳糖が含まれていることも上申しているのですが…。みなさんのおっしゃるとおり，アレルギー情報を共有できるシステム作りこそが大切だと思います。

解　説

● **牛乳アレルギー**

「食物アレルギーの診療の手引き2014」には，"乳糖は，非常に感受性の高い牛乳アレルギーの患者に対して稀に症状を誘発することがある"と記載されています。したがって，専門医から特別の指示がある場合を除き，一般の牛乳アレルギーの患者については乳糖賦形を不可とする必要はなく，一般の即時型牛乳アレルギーでは，乳糖賦形を経口摂取して，症状が出現することはほとんどありません。乳糖は二糖類で乳糖水和物の分子量は360程度であり，アレルギーの抗原となることは考えがたいです。ただし，乳糖はホエー（乳清）から単離されて製造されるため微量の乳清タンパク（分子量数万から数千まで）が製品に残留して混入し，その残留乳タンパクがアレルゲンとなることがあります。乳糖によって即時型アレルギーが起きないことが多いのは，残留乳タンパクの濃度が低いためと考えらます。

● **乳糖不耐症**

乳糖不耐症は一般的に約12〜18gの乳糖摂取もしくは等価の牛乳（8〜12オンス＝227〜340g）を摂取した際に症状が発現するといわれています。一部患者では3gの摂取で症状が発現したという報告があることから，先天性ラクターゼ

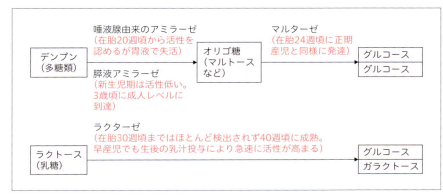

図　糖類の消化吸収機能について　　　〔文献6)を参考に作成〕

欠損症など重症の患者でない限りは基本的に乳糖賦形を不可とする必要はありません（図）。

● **ガラクトース血症**

　ガラクトース血症とは，ガラクトース代謝異常症による血中ガラクトース濃度の上昇を意味し，食事中のガラクトースの除去を目的としてラクトース（乳糖）を含まない無乳糖ミルクなどを用います。

● **新生児−乳児消化管アレルギー**

　新生児期・乳児期に食物抗原が原因で消化器症状を認める疾患の総称で，新生児−乳児食物蛋白誘発胃腸炎と同義。アレルゲンとなる少量の乳タンパクをも除去する目的で，乳糖賦形ではなく，デンプン賦形が必要となる場合があります。

参考文献

1) Heyman MB：Committee on Nutrition：Lactose intolerance in infants, children, and adolescents. Pediatrics, 118(3):1279-1286, 2006.
2) NIH Consensus Development Conference：Lactose Intolerance and Health, February 22-24, 2010.（https://consensus.nih.gov/2010/images/lactose/lactose_abstracts.pdf）
3) 海老澤元宏，他：厚生労働科学研究班による食物アレルギーの診療の手引き2011.（http://www.foodallergy.jp/manual2011.pdf）
4) 衞藤義勝・監：ネルソン小児科学 原著 第19版，エルゼビア・ジャパン，2015.
5) 野村伊知郎，他：新生児-乳児消化管アレルギー診断治療指針，2016.（http://nrichd.ncchd.go.jp/imal/FPIES/icho/pdf/fpies.pdf）
6) 内山 温：ハイリスク新生児栄養管理・母乳育児Q&A（ネオネイタルケア　2015年秋季増刊），メディカ出版，pp27-29，2015.

乳幼児における散剤の調剤方法について

Keyword 新生児，乳児，幼児，一包あたり賦形量，乳糖不耐症，NICU，GCU

2014年5月 #86

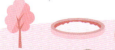

NICU・GCU，小児病棟・小児病棟以外の乳幼児等の散剤調剤についての質問です。

当院では，通常散剤は一包0.3gに賦形しておりますがNICU・GCUに限り，一包0.1gに満たない場合は賦形剤0.1gを加えるというルールに基づき調剤しております。

小児一般病棟につきましては，通常通り乳糖賦形で0.3g/包としておりますが，NICU・GCUから小児病棟に転棟し処方継続された場合や，ICU入院中の年齢・月齢の低い乳幼児などのケースについて，0.1g/包とするか0.3g/包とするかその都度個別に対応しております。

一包あたりの賦形量について

皆さまのご施設での小児領域における一包あたりの賦形量はどのように設定されていますか？

病棟ではなく患児の月齢や体重で区別する等の対応をされているご施設もありますか？

小児病院のため全例0.1g/包で調剤

一包あたりの賦形量について

賦形剤についてですが，当院は一包が0.1gに満たない場合は一律一包につき0.1gの賦形を行っています。基本は乳糖で，新生児科はトウモロコシデンプン

Q3 乳幼児における散剤の調剤方法について

で賦形しています。

この量でも，分包の際に撒きむらは出ていないので，問題はないと思います。

回答者B　大学病院薬剤師

❓ 新生児には1日量が0.1gとなるように調剤

❓ 一包あたりの賦形量について

当院では新生児科の医師の要望により今年から，生後2カ月以下の新生児には1日製剤量0.1g未満の場合は賦形ではなく1日量を0.1gとなるよう乳糖で調製という形に変更されました。

変更前は1日0.1gに満たない場合は1日1回では0.3gの賦形，1日2回以上では0.5gの賦形でしたので，かなりの服用量の減量になったかと思います。

回答者C　県立病院薬剤師

❓ 年齢と診療科で賦形量0.1～0.2gに分けて調剤

❓ 一包あたりの賦形量について

当院では新生児科の児については一包あたり0.1g未満の場合，一包につき0.1gの賦形を行っています。原則として乳糖での賦形です。

新生児科以外の科（小児科，小児循環器科，小児心臓血管外科などを含む）については

①1歳未満は一包あたり0.2g未満の場合，一包につき0.1g

②1歳以上は一包あたり0.2g未満の場合，一包につき0.2g（成人と同様）

としています。

回答者D　大学病院薬剤師

❓ 1歳未満は0.2g/包で調剤

❓ 一包あたりの賦形量について

当院の内規は年齢で分け，1歳未満は一包が0.2gに満たない場合乳糖で賦形します。

調剤

① 分1：0.2g
② 分2以上：0.5g → 1.0g → 1.5g

となります。

回答者E 大学病院薬剤師

❓ 小児は一律0.2g/包として調剤

❓ 一包あたりの賦形量について

　小児の散薬の調剤方法についてですが，当院では0.2g/包となるように，賦形剤を加えての調剤を行っています。

　賦形剤としては，原則乳糖ですが，PICUの調剤時はバレイショデンプンを使用してほしいと，医師からの要望がありデンプンを賦形剤として用いています。

● PICUにおけるデンプン賦形

　PICUにおいて，乳糖を賦形剤として使用しないといった背景には，医師から赤ちゃんのおなかが張る，といったことを聞いています。また，浸透圧が関係するといった文献報告があったことを記憶しています。かなり古い文献だったと思いますが，乳糖添加した薬剤をミルクに溶かすと，浸透圧が高くなることがいわれていたように思います（Q13参照）。

回答者F 市立病院薬剤師

❓ NICUのみ0.1g/包，他は0.5g/包で調剤

❓ 一包あたりの賦形量について

　当院では，NICUは0.1g/包，その他は（小児科も成人もすべて）0.5g/包に調整しています。賦形剤はすべて乳糖です。

　また，賦形するのは「散」，「結晶」のみで，「細粒」は賦形の対象になっていません。

　個人的に0.5g/包という量は多いのではと思い，抵抗があり変えていきたいので，他施設の経験が集まればなんとか話をもっていけそうです。

乳幼児における散剤の調剤方法について

一包あたり0.1g未満の場合は0.1〜0.2gを加える，未熟児では賦形なし，の施設が多い

一包あたりの賦形量

日本小児総合医療施設協議会（JACHRI）で「NICU患者の粉砕調剤における賦形剤について」調査を行ったときの結果を報告します。

賦形剤は乳糖（乳糖不耐症以外）。散剤分包機の分包誤差を回避するため，賦形量は一包あたり0.1g未満の場合に0.1g加える，または一包あたり0.2g未満の場合には0.2gを加えると回答した施設が多くありました。NICU，未熟児では賦形していない施設もありました。

当院ではNICUの患児は出生週数を含め病態なども多様で，すべての患児に対して内規での一律対応はできません。新生児科医師と病棟薬剤師との連携により，できる限り患者の状況・医師の要望に対応するようにしています。逆に根拠が不十分な過度の要望には適正な対応をするようにお願いしています。

基本的に一般病棟と同様に内規に従いEFC乳糖（倍散用結晶）で賦形します。賦形なしの対応をする場合は医師が「賦形なし」の指示コメントを処方箋に記載することにしています。未熟児では「賦形なし」が多くなります。

賦形量は一包あたり0.25g未満となった場合，一包あたり0.3gになるよう賦形します。患児の体重が1.5〜2kgの場合，医師はあまり賦形のあるなしにこだわらない感じがします。

薬剤部では分包できるか否かは一包あたり0.1g程度を目安にして，それ以下は量がばらついてよいことを条件として分包します。もちろん散剤の剤形が大きく影響します。

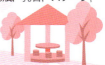

Q4 NICU退院時の服薬指導について

Keyword NICU，超低出生体重児，極小低出生体重児，退院時服薬指導，内服方法，手技，温湯，ミルクと混合，哺乳瓶，乳首，スプーン，スポイト，むせ

2014年12月#218

質問者
大学病院薬剤師

NICUの退院時指導について教えてください。
当院のNICUでは入院中のお薬はすべてミルクに混ぜて哺乳瓶で投与されています。
退院時指導では，看護師が同じ方法を指導し，お母さんの手技を確認しています。最近薬剤師が退院時指導に入ることになったのですが，スタッフから与薬方法についてはスプーンやスポイトは使用せず，すべてミルクもしくは搾乳した母乳に混ぜて哺乳瓶で投与する方法に統一してほしいとの申し入れがありました。
誤嚥しないよう必ず口の横から入れるよう説明することやメーカーはスプーンでの原液投与を推奨していること，乳首の穴を通らない薬剤もあること，ミルク嫌いになるリスクなど，いろいろ相談したのですがそれでもやはり他の方法は説明しないでほしいとのことでした。たしかに，スプーンでの与薬は危ないといわれれば危ない気もします。
先生方のご施設で以下の点につき，どのようにされているのか教えてください。

- ❓1 NICU入院時の投与方法
- ❓2 NICU退院時服薬指導での手技説明

Q4　NICU 退院時の服薬指導について

回答者A
総合病院
薬剤師

❓1 ミルクには混ぜずに乳首やスプーン，スポイトを用いて服薬
❓2 同じ方法を指導

❓2 NICU 退院時服薬指導での手技説明

　当院では，今年（2014年）からNICUに介入を始め，退院時服薬指導も行っています。

　内服方法については哺乳瓶の乳首やスプーン，スポイトを使用するといった一般的な指導を行っています。ハイリスクな子が少ないので基本的に服用薬も少なく，先生のご施設とは背景が異なるかもしれません。

　ミルクとの混合については薬のあとに授乳して流し込むとか，何に混ぜてもだめで仕方なく，という場合に考慮されています。

　ご参考までに。

回答者B
大学病院
薬剤師

❓1 水分制限がなければ，原液や白湯を用いて哺乳瓶で内服
❓2 同じ方法を指導

❓1 NICU 入院時の投与方法

　NICU 入院時の薬剤投与については，水分制限がなければミルクや母乳とは混ぜずに原液や温湯を用いて哺乳瓶で行っています。

❓2 NICU 退院時服薬指導での手技説明

　当院においても，NICU，GCUにおいて退院時服薬指導を行っております。

　退院指導の対象薬剤はほとんどがピロリン酸第二鉄シロップで，まれに整腸剤・抗菌薬などが含まれることもあります。医師・看護師との話し合いで，水分制限があるなどの特殊な患児以外は，ミルクには混ぜずに投与することとしています。投与方法も，哺乳瓶の乳首に薬剤を入れて服用させる指導を行っています。

回答者C 国立病院 薬剤師

❓1 水分負荷制限があることが多く，全例ミルクに混ぜて哺乳瓶で服用

❓2 患児の状態に合った服用方法をスタッフで検討して指導

❓1 NICU入院時の投与方法

　超低出生体重児，極小低出生体重児，心疾患の児などで水分の負荷を制限している場合が多いため，全例ミルクに混ぜて哺乳瓶で飲ませています。その流れで，退院直前までミルクに混ぜて飲ませているケースが多いのは確かです。

❓2 NICU退院時服薬指導での手技説明

　当院でもNICUで退院時服薬指導を行っております。

　退院時の指導については児の病状や疾患，母親の状況，薬の種類によって担当看護師と相談し服薬指導方法を変えています。

①水分制限があり服薬回数も多い → 少量のミルクまたは母乳に混ぜて

②ミルクや母乳に混ぜないと飲まない → 少量のミルクまたは母乳に混ぜて

③スポイトではむせる → 哺乳瓶で

④母親の不安が強い → 児がむせないで飲める方法を優先して

　児が一度むせたり吐いたりしてしまうと，母親に服薬の練習を嫌がられる場合もあるため…。服用方法を母親に選んでもらうこともあります。

　スポイトで飲ませた場合，むせてしまう児が多いような気がします。

　哺乳瓶ですと反射的に飲み込めるようで，うまくいくことが多いです。

　ミルクとの混合については「味がわかるようになると嫌がるかもしれないので，温湯で飲めるならばそちらのほうがいい」とは一言添えるようにしています。

　退院後は，患者の会などでお薬の話をする機会がありますので，そのときに詳しく他の飲ませ方を説明しています。ご参考になりましたら幸いです。

回答者D 小児病院 薬剤師

❓1 温湯で薬を溶いて乳首を用いて服薬

❓2 同じ方法を指導

❓1 NICU入院時の投与方法

　当院NICUの飲ませ方を紹介します。

Q NICU 退院時の服薬指導について

NICU での服薬方法

① 小さなカップと温湯を準備する。病棟では水剤用計量カップ，自宅では小皿など自宅にあるもので可。溶けにくい薬の場合は，ある程度熱いお湯を少し多めに準備。特に指示がなければ，温湯はティースプーン半分〜1杯程度が目安。

② 薬でむせてしまうことがあるので，児の体を少し起こすようにして飲ませる。だっこすると片手しか使えないので，児の頭の下にバスタオルを丸めて置いて，児の頭の位置を高めに固定して児の体勢を準備する。

③ カップに粉薬と温湯を入れ，箸などでかき混ぜて溶解・懸濁する（病棟では注入用シリンジで温湯を準備してカップにて混和）。

④ 薬の準備ができたら，まず児に乳首だけをくわえさせる。くわえるだけで児は乳首を吸い始める〔吸啜（きゅうてつ）反射〕。

⑤ 溶かした薬を，ひとくち分だけ乳首に入れ，しっかり飲んでいるのを確認する。一気に入れるとむせてしまうことがあり，むせ込みや顔色（チアノーゼで紫色になっていないか）に注意しながら飲ませる。

⑥ 最後まで飲んだことを確認して終了。

⑦ ミルクをしっかり飲む児の場合は，ミルクの後に飲ませると，げっぷで薬も吐いてしまうこともあるので，ミルク前に飲ませる。

＜おまけ＞
- 激しく泣いていた直後は，勢いよく飲み過ぎて，むせたり，息つぎをするのを忘れて飲むことがあるので，落ち着かせてから飲ませる。
- むせ込んだときには，背中をトントンして，呼吸をしていることを確認する。
- シリンジだと中に残ってしまうので，乳首を用いることが多い。手元にあるものだし，児がミルクを飲むという仕事を体で覚えるためにも。
- 水分制限があったり，上手に飲めなかったりする場合は，薬を水で溶かした後，ミルクで伸ばす（希釈する）場合もある。
- 乳首は，S，M，Lと，X，Yがある。ミルクの飲みっぷりで選択する。
- インクレミンは誤嚥や咳などが出やすいが，インクレミンが必要な児は身体が小さいこともあり，もともと誤嚥や咳などしやすい，という背景もあるかも。

質問者から

　お返事をいただき，ありがとうございます。

　服用器具としてスプーンなどでの指導を行われている施設も多く，間違った認識を持っていたわけではないのかなと安心しました。

　赤ちゃんの内服はスポイトがわりと好評なイメージでしたが，NICUの小さい赤ちゃんの場合にはむせることが多いのですね．嚥下のリハビリをしている患児も多いので，こういった方法は難しいのかもしれません．

　当院では経験上，液剤の原液を哺乳瓶の乳首に入れて服用させると，こぼれたり反対側から飛び出してしまったりしてうまくいかないことが多く，10mL程度のミルクに溶いて哺乳瓶で飲ませるようにと指導されています．

　水分制限がない患児が多い病棟では，ミルクではなく温湯を使用している施設も多いようですね．

　私も説明書などいろんなパターンを作っておいて，個別に医師や看護師と話し合って，投与や指導の方法を決めて指導することにしてみようと思います．

調剤　投与方法

Q5 乳児へのアルファカルシドール内用液の飲ませ方について

Keyword　アルファカルシドール内用液，新生児，乳児，ミルクと混合，温湯，投与回数，むせ

2014年3月♯50

質問者
市立病院薬剤師

当院では，低出生体重児へのアルファカルシドール内用液の投与に，これまでスポイトを使用して原液で投与していましたが，むせることが多く誤嚥性肺炎のリスクにもつながるのではないかということで見直すことになりました。当院ではどうしても服薬できない場合には液剤ではなく錠剤を粉砕したこともあります。

❓ 1　アルファカルシドール内用液をミルクと混合

　アルファカルシドール内用液をミルクに混ぜて服用させているご施設はありますか？

　アルファカルシドール内用液（添加剤：中鎖脂肪酸トリグリセリド）とミルクは水と油なので均一には混ざりません。

❓ 2　処方薬は別々に投与？　一度に投与？

　アルファカルシドール内用液以外の薬剤についても教えてください。薬剤は，それぞれ別々に投薬していますか？　それともすべての薬剤を1回分としてミルクと混ぜていますか？

　服用している薬剤をすべてミルクと混ぜると泥状になってしまい服用が困難になりますが，反対に何回にも服薬を分けると満腹になり拒薬のリスクも生じると思います。

先生方の経験を教えてください。

回答者A 市立病院 薬剤師

❓1　現在は，乳首を用いて原液を投与
❓2　液剤はアルファカルシドール内用液と同様に投与

❓1　アルファカルシドール内用液をミルクと混合

当院でも乳児へのアルファカルシドール内用液の処方がよくあります。

ミルクに混ぜての服用を行っていましたが，ミルクの拒否例がでたため中止となりました。現在は乳首を用いて原液で内服させています。

当初はスポイトでうまく服用できない例にはミルクと混合して服用するよう指導してきましたが，少量のミルクと混合してもミルクを残す患児が増えてきたので中止としました。

現在ではスポイトで服用できない患児は1回量を哺乳瓶の乳首の部分に入れ，ミルク服用前に口元に近づけてくわえてもらうことで飲んでもらえるようになりました。飲んだらすぐにミルクを飲ませるようにしたところミルクを残すこともなく服用してもらえています。

❓2　処方薬は別々に投与？　一度に投与？

他の薬剤についても液剤は同様に服用させているのが現状です。また他院の別のやり方もあれば参考にしたいと思います。

回答者B 大学病院 薬剤師

❓1　少量のミルクに混ぜて内服する
❓2　薬剤を別々にミルクに混ぜて飲ませている

❓1　アルファカルシドール内用t液をミルクと混合

当院でも各薬剤をそれぞれに少量のミルクに混ぜてミルクを飲ませる前に薬入りのミルクを服用させているようです。ときどき吐いてしまうこともあるようですが，飲まなくなることはないようです。

Q5 乳児へのアルファカルシドール内用液の飲ませ方について

1. 原液もしくは，少量のミルクに混ぜ，その後，残りのミルクを飲ませる
2. 散剤も含めて薬剤は一度にすべて混合し，白湯に溶く

回答者C
県立病院
薬剤師

1 アルファカルシドール内用液をミルクと混合

当院はアルファカルシドールに関しては液剤と散剤の採用がありますが，経鼻からの投与が多く，経口摂取が可能になるとアルファカルシドールは終了となるケースが多いのが現状です。

経鼻から投与の際は，原液を注入し，そのあと温湯でフラッシュすることが一般的です。そのあとミルクを注入しています。

経口で継続となる場合は，現時点では原液のまま，もしくはミルクに混ぜて投与しています。ミルクに混ぜて飲ませる場合は，まず少量のミルクに混ぜて飲ませそのあと残りのミルクを飲ませています。

2 処方薬は別々に投与？ 一度に投与？

他の薬剤に関してですが，当院では薬剤1回分をすべて投与時に混ぜていますが，ミルクではなく温湯に溶いています。注入と同様，薬剤を先に投薬し，後からミルクです。これまで，一度に薬剤を混合した結果，泥状となったという報告は上がっていません。

質問者より

ていねいなご回答ありがとうございます。

他の施設でもミルクに混ぜて飲ませることが多い印象ですね。ミルク拒否につながらなければいいのですが。

当院では病床数は少ないですが，経鼻投与から経口投与に切り替えになってもアルファカルシドール内用液は継続されています。

今後の運用は，まず少量（10mL程度）のミルクにアルファカルシドール内用液を混ぜて飲んでもらった後に，残りのミルクを飲ませる方法を試すことになりそうです。

アルファカルシドール内用液を服薬する際には10mLくらいのミルクに混ぜる

と，アルファカルシドールがミルクの上に浮き，勢いよく飲めている段階で入っていくのではないかと考えています。

ただ，患児にとって違和感が大きければ服薬の継続にはつながらないかもしれませんね。

困難な場合には早期にアルファカルシドール錠の粉砕などで対処するつもりです。

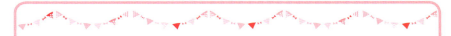

コラム2　薬はミルクに混ぜてはいけない？

粉ミルクに薬を混ぜてしまうとミルクの味が変わって赤ちゃんがミルクそのものを嫌いになってしまう場合があります。そうすると，薬を混ぜていないミルクも赤ちゃんがいやがってしまいもっと困ったことになります。また，薬を混ぜた粉ミルクをすべて飲んでくれるとは限らず，1回分の薬すべてを摂取できないことになってしまう場合もあります。これらの理由より，粉ミルクに薬を混ぜるのはやめたほうがよいでしょう。また，一部の薬剤では粉ミルクと一緒に服用することで効果が落ちてしまうことも報告されています。トスフロキサシンやミノサイクリンが例としてあげられ，両者ともミルクに含まれるカルシウムとキレートを形成し，吸収が低下するため注意を要します。

実際には少量の水（またはミルク）で薬をペースト状にして上顎や頬の内側に塗ってあげて，その後ミルクをあげてみる方法がよく用いられます。

Q6 フルコナゾールとST合剤の飲ませ方について

服薬指導　服薬支援

Keyword フルコナゾール，ST合剤，幼児，味，食品と混合
2014年6月 # 104

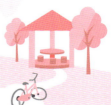

質問者
市立病院薬剤師

現在化学療法中の2歳女児がフルコナゾールを飲んでくれず困っております。錠剤・カプセルは飲めず，カプセル製剤の脱カプセル調剤で服用しています。
これまでゼリー，プリン，ジュース，味噌汁，などいろんなものに混ぜましたが飲んでくれません。ST合剤などの他の薬は飲めるのに，味が好みでないのかフルコナゾールだけはどうしても飲めません。ドライシロップ製剤は当院採用薬にはないので使用できません。

❓ フルコナゾールの上手な飲ませ方

フルコナゾールの飲み方について，何か良い食品との組み合わせや服薬方法を教えてください。
どうぞよろしくお願いいたします。

回答者A

大学病院
薬剤師

❓ 経腸栄養剤のフレーバーを使用してシャーベット状にする

❓ フルコナゾールの上手な飲ませ方

ゼリー，プリン，ジュースなどでダメとのことでしたが経腸栄養剤のフレーバーを使用してシャーベットにしてもダメでしょうか？
当院ではこの方法をよく使用していますが各種ある味のなかではレモンスカッシュ味が一番マスキングには適しているように思います。残念なことに，現在ではレモンスカッシュ味は販売されていませんが，フルーツ系の味は種類が多い

ので，患児に合った味を選択できます。

お菓子でのお口直し・ご褒美で対応する

フルコナゾールの上手な飲ませ方

当院の化学療法施行中の患児のほとんどがST合剤とフルコナゾールを併用しております。一般的にはST合剤の苦味の方が強く，フルコナゾールの方が比較的飲めていて，単シロップで大丈夫な場合が多いようです。

先週から内服を始めた4歳の患児は，薬が飲めたらアンパンマンラムネ（キシリトール90％：虫歯になりにくい）を1粒もらってお口直しをしているようです。単シロップでは吐き出していた薬も今はこれで頑張って服用できているようです。

しかし，当院血液腫瘍科病棟では基本的に食品の持ち込みが禁止となっているため，対応できることが限られています。どうしても飲めない場合は，栄養科からムース（バニラ，いちご，ココア）をつけてもらい，そのムースに混ぜて食べさせたりしています。

病棟看護師が検討したなかでは練乳やのりたまふりかけなども苦味のマスキングにはよかったとのことです。

回答者B質問

先生のご施設ではST合剤の飲ませ方についてはどのように工夫されておられますか？

質問者より

病棟での食制限があるととても難しいですよね。私の経験上もこれまでフルコナゾールよりもST合剤の服薬に難渋することが多かったです。甘い食品だけではなく，海苔の佃煮などに混ぜると飲みやすかったりするようです。また顆粒剤は，粉としての嵩が大きいので，錠剤を粉砕して嵩を減らすようにしています。4歳頃からは錠剤（半割や4分割にして）にトライしてみたりしています。

ご褒美をあげるのもひとつの手ですね。ありがとうございます。

経腸栄養剤に混ぜてシャーベット状にするという方法はまだ試したことがな

Q6 フルコナゾールとST合剤の飲ませ方について

いので一度試してみます。
　貴重なご意見ありがとうございました。

ルゴール液の味のマスキングについて

Keyword　ルゴール，ヨウ化カリウム，ヤクルト，ココア，コーラ
2014年7月 # 120

質問者
大学病院薬剤師

核医学検査の際に服用するルゴール液について質問させてください。
当院の小児科外来では，ルゴール液を服用する際に，ヤクルト1本にルゴール液1 mLを溶かして全量を服用するように指示しています。
ただヤクルトに混ぜたときの色調変化や少し残ってしまうルゴールの味のため，児が内服に苦慮することがあるのが現状です。また児が年齢を重ねるとヤクルトを飲まなくなるため，個人的にはヤクルト以外の選択肢もあった方がよいと考えています。
書籍からココアやコーラに混ぜるとよいと情報を得たので，実際に試してみました。
ココアはしっかり希釈すれば見た目も味も割とよかったのですが，コーラは私が試した濃度の範囲ではなかなか難しいと思いました。
またココアやコーラは大量に摂取すると検査に影響がある可能性があり，児の年齢によっては使えないことが多いかもしれません。
そこで，先生方のご施設では以下の点についてどのようにしているか教えてください

❓1　ルゴール液の味のマスキング
　ルゴール液の味のマスキングとして何と混合するよう指導されていますか？

❓2　ルゴール液の調製について
　ルゴール液を何に混ぜていますか，もしくは何に希釈していますか？

Q7 ルゴール液の味のマスキングについて

回答者A（大学病院薬剤師）

?1 現在はルゴール液を使用していない
?2 ルゴール液使用時は，ビタミンC含有飲料を使用

?1 ルゴール液の味のマスキング

当院ではルゴール液を現在は使用しておらず，ヨウ化カリウムを使用しています。

?2 ルゴール液の調製について

以前は当院でも内服用ルゴール液を使用しており，マスキングについての資料を探したことがあります。そのときに岡山大学の先生が書かれた論文「QOL向上のための服薬指導：ビタミンC含有清涼飲料水による内服用ルゴール液服用法の改善」[1] を参考にしました。

本論文では，マスキングのことだけでなく，母親が独断で内服用ルゴール液にポカリスエットを加えて飲ませていたことが服薬指導時にわかったと記載されており，ルゴール液のみのときとポカリスエットを加えたルゴール液のときの画像の比較も記載されています。

ルゴール液の調製方法はこの論文と当院とでは違ったため，参考とだけしました。また，先生のご施設でのルゴール液の味のマスキングに必要な飲み物の量などは異なるかもしれませんが，よろしければご参考にしてください。

質問者より

貴重な情報をいただきありがとうございます。

論文確認しました。甲状腺保護効果に差がないことまで調べられていて，医師への情報提供の際にも大変役に立ちそうです。

ルゴール液ではなく，ヨウ化カリウムを用いるという方法もあるのですね。

当院でも変更が検討できるのかどうか，調べてみようと思います。

本当にありがとうございました。

解説

● 内服用ルゴール液をなぜ飲むの？

　放射性ヨードの核種を使用する核医学検査の場合，放射能をもたないヨウ素を服用することで，甲状腺に取り込まれるヨードを被曝防止（ブロック）し，保護します。甲状腺をヨウ素で飽和し保護する目的として，内服用ルゴール液またはヨウ化カリウムを検査前に飲みます。内服用ルゴール液はヨウ素にヨウ化カリウムを加えて水に溶けるようにした高濃度のヨウ素用液です。

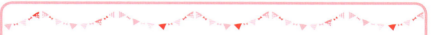

コラム3　原発事故に備えた「乳幼児向けヨウ素ゼリー」

　原子力発電所事故が起きた際に甲状腺被曝を防ぐ目的とした「甲状腺の内部被曝の予防・低減のみ」を効能としている製剤は丸薬・散剤のみがありました。これらは乳幼児には服用しづらく課題となっていました。

　新たにヨウ素製剤として「エアープッシュゼリー」というスティック状のゼリータイプが開発されました。本剤は3歳未満の乳幼児でもそのまま簡単に服用でき，一包あたりヨウ化カリウム16.3mgを含んだ新生児用と同32.5mgを含んだ生後1カ月以上3歳未満用があります。

　また「どうして安定ヨウ素剤を飲むの？」，「ゼリー状とはいえ，赤ん坊にどうやって飲ませたらよいの？」といった疑問に対する解説動画「乳幼児向けゼリー状安定ヨウ素剤の使い方の解説（内閣府：http://wwwc.cao.go.jp/lib_016/jelly.html）」もありますので参考にしてください。

参考文献

1) 塩尻容子，黒崎勇二，川崎博己，他：QOL向上のための服薬指導：ビタミンC含有清涼飲料水による内服用ルゴール液服用法の改善．病院薬学．24(6):677-682, 1998.（https://www.jstage.jst.go.jp/article/jjphcs1975/24/6/24_6_677/_pdf）

服薬指導 服薬支援

Q8 服薬困難な薬を上手に飲んでもらう工夫について

Keyword マクロライド系抗菌薬，剤形，食品と混合，内服の練習
編集委員作成

質問者
薬局薬剤師

マクロライド系抗菌薬を飲むときの内服の工夫について教えてください。

❓ マクロライド系抗菌薬に有効な服薬の工夫

マクロライド系抗菌薬を飲むときに，水で普通に飲むと苦みを感じて嫌がる患児がいます。上手に飲んでもらえる方法はありませんか？

回答者A
大学病院
薬剤師

❓ 服薬用ゼリーやチョコレートなどの食品を使用する

❓ マクロライド系抗菌薬に有効な服薬の工夫

服薬用ゼリーでは中性の製品を使用，食品ではチョコレートやアイスクリームなどを使用すると飲みやすいようです。

事例1　錠剤が飲めない　4歳児

マイコプラズマ感染症の4歳児が，水や単シロップではクラリスロマイシンDS（ドライシロップ）が苦くて飲めないとの訴えがありました。お薬ゼリーを使っても飲めたことがないとのことなので，お薬ゼリーの味を確認したところ患児の好きなぶどう味（酸性）だったため，お薬ゼリーをチョコレート味（抗菌薬などの苦い薬用）に変えてもらい，薬とゼリーを混ぜないで服薬するよう指導したところ，内服可能となりました。

指導時の注意点

内服時に，ゼリーのpHが中性であることを確認します。また，ゼリーに薬を

混ぜ合わせるのではなく，ゼリーとゼリーの間に薬を挟み込み，オブラートのように薬を包み込んで服用するよう保護者と患児本人に指導することが重要です。

● **服薬用ゼリーを使用する際の注意点**

マクロライド系抗菌薬の水での服薬が困難な場合には，服薬用ゼリーの使用も有用です。しかし，服薬用ゼリーの一部にも酸性の製品があり，注意が必要です。中性の製品である「苦い薬用」のものが推奨されます。

● **マスキングに有効な食品**

食品では，味が濃くコーティング効果がある食品を利用すると効果的で，アイスクリーム，プリン，ココアパウダー，コンデンスミルクなどと一緒に飲むと飲みやすくなります[2]。

これらは，製薬企業が作成している薬の説明用紙にも同時摂取の例として記載されています[3]。クラリスロマイシンでは，成人による味覚試験において，上記を含む各飲食物との懸濁混和後の内服で，非常に飲みやすい，飲みやすい，普通，飲みにくい，飲めないの5段階でスコア化した結果を基にしています[4]。

● **混ぜるタイミングに注意！**

DSを水，食品，服薬ゼリーなどと混ぜる場合，混ぜてから飲ませるまでに時間を置くとコーティングが溶けて苦味が出てしまうため，飲ませる直前に混ぜることが基本です。また，服薬後，口の中に残った薬で苦味が出ることがあるため，内服後は口の中に薬が残らないよう，水などで口腔内を洗い流すように飲み込むよう指導することも大切です。

● **マクロライド系抗菌薬の製剤設計**

マクロライド系抗菌薬は原薬に苦味があり，DSではその苦味を軽減するために原薬をコーティングしています。口腔内ではコーティングが溶けずに，胃内の胃酸下の酸性の状況でコーティングが溶解するように設計されています[1]。そのため，オレンジジュース，スポーツ飲料，ヨーグルトなどの酸性のものと同時服用することで本来は溶けにくいはずの口腔内でもコーティングが溶解してしまい，苦味を強く感じることは有名です。本症例でもぶどう味のお薬ゼリー（酸性）で服用していたため，患児は苦くて飲めていませんでした。

● **DSの懸濁液**

もちろん，DSは用時懸濁して服用されるようにも設計されています。DSを水で懸濁して内服した場合でも，ある程度添加された甘味や風味はしますが，

最後にどうしても苦味が残ります。味自体に種類や改良を加えて多少飲みやすくなっている製品もありますが，苦味が苦手な子どもでは多くの場合，最後の苦さだけでも嫌だと感じるそうです。そのため，さまざまな食品に混ぜて内服が試みられます。学童以上になると内服の重要性も理解できているためか，DSでも問題なく内服できる場合も多くあります。

事例2　DSが苦くて飲めない　6歳児

　マイコプラズマ感染症の6歳児が入院した際，保護者に自宅での内服状況を確認したところ，近医で処方されたクラリスロマイシンDSは，内服しようとすると苦味のために内服できていなかったとわかりました。DSの他に患児が内服可能な剤形があるか確認したところ，錠剤も内服可能との情報を得ました。これらの状況を主治医へ情報提供し，入院中の処方はクラリスロマイシンのDSではなく錠剤で対応することとしました。入院中，患児は錠剤を問題なく内服し，良好な治療効果を得ることができました。

● 剤形の選択

　小児で使用される頻度の高いマクロライド系抗菌薬であるクラリスロマイシンやアジスロマイシンには，それぞれDSや細粒以外にも錠剤やカプセル剤が発売されています。小児に適応のある剤形として，クラリスロマイシンはDSと錠剤，アジスロマイシンは細粒とカプセル剤があります。患児の年齢によって，錠剤やカプセル剤の内服が可能な場合には，それらの剤形を投与することも一案と考えます。

● 錠剤が服用可能な年齢

　一般的に，5歳前後までは錠剤の内服が難しいといわれていますが個人差が大きく，10歳を過ぎても散剤を好む患児もいます[2]。実際に，錠剤の内服可能年齢について調査した結果では，6歳の半分以上では錠剤が服用できないとの報告もあります[5]。

● 錠剤やカプセル剤の内服の練習

　錠剤やカプセル剤の内服が可能になると薬物治療の選択肢が広がる場合も多く，ある程度の年齢から内服の練習を実践することも重要です。カプセル剤の内服練習は薬局で販売されている空カプセルで，錠剤の内服練習はお菓子のラムネなどで行い，練習による成功体験の積み重ねで自信をもって内服できるよ

うになります[2]。患児が一定の年齢になったら，これらの練習の実践についても保護者の方と相談してみましょう。

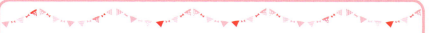

コラム4　乳児ボツリヌス症

　食べ物と混ぜて飲ませる際には，おかゆやミルクなど，主食としているものには混ぜないようにします。薬の味を嫌がり摂取しなくなってしまう可能性があるためです。また，1歳未満の乳児では，ハチミツにも注意が必要です。ハチミツには土壌細菌であるボツリヌス菌が含まれており，腸内細菌叢が未成熟な乳児では，ハチミツによる乳児ボツリヌス症を発症した報告があります。2017年には国内で初めて死亡例も報告されています。そのため，服薬に限らず，乳児にハチミツは摂取させないよう指導することが必要です。

参考文献

1) 生田弘史，他：クラリス®ドライシロップ小児用の製剤設計 The formulation of Clarith® dry syrup for pediatric．化学療法の領域，31(10):121-131, 2015.
2) 国立成育医療研究センター薬剤部・編：小児科領域の薬剤業務ハンドブック第2版．じほう．pp96-102, 2016.
3) 大正富山医薬品株式会社ホームページ：医療関係者向け情報トップお役立ちツール小児：「クラリスドライシロップの飲ませ方」，「クラリスドライシロップ飲ませ方シール」(http://medical2.taishotoyama.co.jp/oyakudachi/index.html)
4) 大正富山医薬品株式会社：クラリスドライシロップ10％小児用　インタビューフォーム（第20版．2015年12月改訂），p16
5) 小嶋 純：小児用の経口製剤：Acceptability and palatability. YAKUGAKU ZASSHI, 135(2):245-247, 2015.

Q9 拒薬の強い患児（発達障害を含む）の服薬について

Keyword 内服拒否，発達障害，プレドニゾロン，食品と混合，小児への関わり方，ご褒美，恐怖心，カプセル充填

2014年8月#159，2015年12月#700

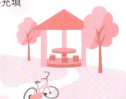

質問者 1 私立病院薬剤師
質問者 2 市立病院薬剤師

発達障害のある患児への与薬に苦慮しており，服薬方法についてアドバイスをお願いします。

1 食品を使用しない服薬方法について

現在液剤を服用中ですが，内服する際は看護師がシリンジで口の奥へ入れているのですが，入れたそばから唾液と一緒にふきだし，内服を拒否しています。

以前は散剤の形態で食事に混ぜて内服していましたが，薬の入っている食品を口にしなくなり，現在，食べられる食品も白飯か豆腐のみとなってしまっています。

食品などに混ぜずに内服できる方法や工夫など，先生方の経験を教えてください。

2 苦味の強い薬剤（プレドニゾロン）の服用について

相談の患者は1カ月ほど前からプレドニゾロン錠を内服しています。患者とのコミュニケーションは不可能で，嫌なことに対しては断固として拒否し，手が出ることもあります。服薬の意義を理解してもらうことは困難です。今は口を開けたすきをねらって服薬させている状況です。

錠剤そのままだと拒否が強く吐き出すため，最初は好物のプリンに混ぜていました。しかし，苦味からか最近は拒否が強くその方法では服薬してくれなくなりました。現在は，錠剤をオブラートに包み，とろみ剤を加えた服薬介助ゼリー（チョコレート味）に挟み込んで，何とか服薬してもらっています。

またそのうち拒薬する恐れがあり，他の服薬方法も探しています。何かよい方法をご存知でしたら，教えていただけないでしょうか。

? 1 好きなシチュエーションを作り恐怖心を薄める

? 1 食品を使用しない服薬方法について

どこまで参考になるかわかりませんが，自分自身参考にしようと思った症例があります。

精神発達遅滞の患児に放射線治療を行う際にとられた対策で，放射線→ビームといい，治療のときは「シンケンジャー」（戦隊ヒーローのキャラクター）になってビームを受けに行く，という設定にしたそうです。そして治療が終わるとシンケンジャーのシールをご褒美として渡すようにしたら，薬剤による鎮静なしで治療を行えるようになったとのことです！

恐怖心と苦味では克服の仕方が違ってくるとは思いますが，とにかく苦味を緩和して口に入れ嚥下させる方向でしか考えてなかったのでとても参考になった症例です。よろしければご参照ください。

? 1 褒めることを意識して，やる気を起こさせる

? 1 食品を使用しない服薬方法について

普段の業務のなかで，患児が薬を飲むことができず困っているということによく遭遇します。

発達障害があっても，だまして無理やり飲ませようとするのではなく，子どもが飲む気持ちにならないとうまくいかないと思います。やる気を起こさせる仕掛けをしましょう。

私は普段の業務では，まず子どもを褒めた後，子ども自身になぜこれを飲んだらよいかを説明します。褒めることは服薬指導においては子どもでも，とても重要なことだと考えます。もちろん，ご褒美のシールなどはあげるとよいでしょう。

Q9 拒薬の強い患児（発達障害を含む）の服薬について

回答者C
薬局薬剤師

② 小児の服薬についての書籍情報あり

② 苦味の強い薬剤（プレドニゾロン）の服用について

プレドニゾロン散について，書籍[1]に情報がありました（表，コラム5参照）。私の実体験ではなく書籍情報ですが，参考になればうれしいです。

回答者D
私立病院薬剤師

② マシュマロに包んで服用

② 苦味の強い薬剤（プレドニゾロン）の服用について

私も患児へのプレドニゾロンの服用に苦労することが多々あります。実際に味わうと，大人でもつらいくらい苦いですもんね。やはり，チョコレートやアイスクリームなど味の濃いものでマスクして飲ませることが多いです。

この間，錠剤をマシュマロに包み込んで飲ませるという方法を試してみました。患児は嚥下が苦手で，アイスクリームだと飲み込む前に溶けてしまい，苦味が広がってしまうようでしたが，マシュマロだと自分のタイミングで服用できるようでうまくいきました。ハサミで形成しやすいので，錠剤が飲める歳なら使

表　プレドニゾロン服薬

飲みやすい例
- 単シロップ，服薬ゼリー，チョコレートアイスクリームやチョコレートホイップ，はちみつ，コーヒー牛乳など味の濃いものなどに混ぜて与薬。
- メープルシロップとアイスクリームを混ぜたものに薬剤を混ぜて与薬。
- 乳酸菌飲料，マーマレードジャムと混ぜてもよい。
- カプセルが服用できる患児では，市販のカプセルに入れて与薬する方法もある。
- チョコレートをいったん溶かし，薬剤を入れた後に再度固めて与薬。
- ココアパウダー，脂質の少ないジャムに混ぜて与薬。多めのココアと混ぜ，少量の水で練って頬の内側に塗りつけるのもよい。
- ヨーグルトに混ぜて与薬後，口直しにオレンジジュースを服用させる。
- スポーツドリンクや乳酸菌飲料と混ぜて投与できた事例がある。

避けたほうがよい例
- 白湯での与薬は後味が残ることがある。
- 牛乳，粉ミルク，バニラアイスクリーム（苦みが増強するとの報告がある）。

（日本小児総合医療施設協議会：乳幼児・小児服薬介助ハンドブック，じほう，p159，2013．）

えるかなと思いました。

?② 軽く砕いて，ジャムと混ぜてクラッカーにはさむ

? ② 苦味の強い薬剤（プレドニゾロン）の服用について

もし参考になればと思いメールします。

可能な限り小さい錠剤を使用し，粉にならないように砕いてマーマレードジャムに混ぜます。それを一口で口に収まるクラッカーにぬってサンドし，ジュースと一緒に食べさせます。クッキーでは口に入れたときに先に溶けてしまうのでダメでした。以前，小学3年の児にした服薬方法です。

? ① 飲ませる人を変えて，褒める
? ② 他剤への変更や錠剤をカプセルに充填を検討

? ① 食品を使用しない服薬方法について

当院はステロイドを大量投与する患児がたくさんおり，発達遅滞のある児も経験しました。

幼児の例ではご家族からの意見を参考にしました。自宅で母親が飲ませようとすると拒否したり吐き出したりしていたようですが，同居している兄弟やいとこが飲ませると抵抗なく飲んでいたということでしたので，入院中はまずスタッフが飲ませることから始め，その様子を家族や医療者が褒めて飲ませ続けました。飲むことでみんなが喜ぶことを経験させたところ，母親が準備しても飲んでくれるようになりました。

? ② 苦味の強い薬剤（プレドニゾロン）の服用について

乳児の例ではいろいろ試しましたが難しく，注射への変更も難しかったのでやむを得ず，主治医と相談のうえプレドニゾロンをデキサメタゾンエリキシルに変更し対応しました。その結果，ミルクに混ぜ服用させることができました。この児は成長とともに薬も服用もできるようになり，現在はプレドニゾロンでコントロールしています。

もう1人，小学生の例は市販のカプセルに錠剤のまま充填して飲ませていまし

Q9 拒薬の強い患児（発達障害を含む）の服薬について

た。サイズの大きいカプセルであれば5錠くらい入った記憶があります。味の問題が一番ならこの方法がよいかもしれません。

お気持ちはよくわかりますので経験談として投稿させていただきました。

①質問者より

ご返信いただきありがとうございます。鎮静なしとは素晴らしいですね。

私も薬の飲みにくさの改善以上に恐怖心を取り除くことが大きなポイントになると感じております。患児が自分から治療に参加する気持ちをもてるようにやってみます

後日

以前，このメーリングリストで諸先生方に相談させていただきました症例についての報告です。最終的に内服法自体はあまり変化していませんが，少量の水で延ばし，口の奥ではなく（嘔気，吐き出しが何度かあったため），前歯辺りに薬を塗ることで落ち着きました。賦形剤なしで1回の内服量を最小限にすることを徹底しました。

毎日練習し，患児が内服を嫌がって拒否しても，薬を口に入れたら唾液と一緒に吐き出さないようにすぐに褒めて好きなDVDや散歩で気を紛らわせたりしました。

もう少し楽に内服できる方法を提案できたのではないかと，私自身は力不足を実感しました。退院できるようになったのも，それまでの患児とご両親，看護師さんの地道な努力のおかげに他ならないと思っています。

②質問者より

さまざまな服薬の工夫を教えていただきありがとうございます。

服薬ゼリーやプリン，オブラートぐらいしか考えついていなかったため，今後，服薬できなくなった際に提案してみたいと思います。今回の例でとても勉強になりました。

他の薬剤にも応用していきたいです。ありがとうございました。

調剤　服薬指導　服薬支援

クリニック小児科医より

　発達障害のある患児に服薬させることは，本当に困難なことですが，医師・薬剤師・看護師が一丸となっていろいろな方々のアドバイスを取り入れて実践して本当に素晴らしいことですね。

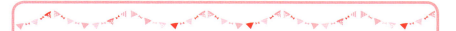

コラム5　「乳幼児・小児服薬介助ハンドブック」の紹介

　実は，薬剤師は子どもたちが実際に薬を服用する場に居合わせることがほとんどなく，多くの場合は保護者や看護師から教えてもらった服薬介助法を参考に服薬指導を行っています。本書は，そんな「薬は飲めなければ意味がない」という，小児薬物療法の本質であり小児科に携わる誰もが抱えている悩みに対して有用な情報書となります。

　本書の構成は，最初に小児科領域でよく目にする重要な疾患の解説，薬物療法のポイントが記載されており，その後日本小児総合医療施設協議会に所属する30施設から集められた服薬介助，服薬指導のヒントを小児科領域で頻用される145剤について紹介しています。

　本書の特徴としては原薬の性状・構造式など薬学的な特徴についての記載があり，科学的根拠に基づいた判断の手助けになることがあげられます。さらに，複数のメーカーが販売している・複数の剤形がある場合にはそれぞれの味の違い，添加物の違いなどを表にまとめており，同じ成分の薬剤でもA社のものは水・白湯に溶かしてもいいがB社のものは水に溶かすとにおいが強くなり，拒薬事例があったなど，実際の例から得られた貴重な情報も記載されています。

全国30こども病院の与薬・服薬説明事例にもとづく
乳幼児・小児服薬介助ハンドブック
監修：五十嵐 隆（日本小児総合医療施設協議会　会長，国立成育医療研究センター理事長・総長）
編集：日本小児総合医療施設協議会（JACHRI）
B6判変形，本体価格3,600円（税込：3,888円）

参考文献
1) 日本小児総合医療施設協議会（JACHRI）：全国30こども病院の与薬・服薬説明事例にもとづく　乳幼児・小児服薬介助ハンドブック（五十嵐 隆・監）．じほう，p159, 2013.

Q10 患児本人への服薬指導について

服薬指導　服薬支援

Keyword　拒薬理由，お薬の説明，コミュニケーション，説明ツール，年齢別理解度，アドヒアランス，服薬の重要性

編集委員作成

質問者
薬局薬剤師

患児への声のかけ方，患児に興味をもってもらう服薬指導方法を教えてください。

患児に直接服薬指導するには？

薬局で薬の説明をする際に，保護者だけに薬の説明をしてしまうことが多いように感じます。患児に対しても薬の話をしたほうがいいと思いますが，うまくいきません。なにかいい方法はありませんか？

回答者A
薬局薬剤師

患児の名前を呼んで，年齢に合わせた資材を使う

患児に直接服薬指導するには？

患児が説明の内容を理解できない年齢であったとしても，必ず名前を呼びかけて声をかけるようにします。また，患児の年齢に合わせて興味を引く資材を利用して薬について説明します。知人の経験談も交えて実例を紹介します。

実例　6カ月　女児（病院薬剤師より）

RSウイルス感染症により入院。出生後初めての入院であったため，母親も入院に際して緊張していました。初回面談時に新人薬剤師が緊張した面持ちで話しかけると患児が急に泣き出し，母親も患児のことが気になってしまい，初回面談を実施できなくなってしまいました。

時間をおいて，薬剤師が笑顔で対応することを心がけながら入室すると，母親も緊張せずに，患児も泣き出すことなく面談を実施することができました。

● 0歳から1歳の服薬指導

乳幼児頃までの服薬指導は保護者を中心に行いますが，患児に対しての声かけは0歳から実践します。「〜ちゃん（〜くん），こんにちは」と名前とともに声をかけ挨拶をします。

薬剤師が患児に声をかけると，保護者にも患児のことを気にかけていることが伝わるため，薬剤師の話を受入れやすくなります。また，乳幼児は自分の置かれた状況を理解しようとして，周囲の言動に敏感になっていることが多いです。特に保護者の反応には敏感で，保護者が緊張すると患児も緊張してしまうことがあります[1]。薬の説明が理解できない乳幼児であっても保護者への指導が患児のアドヒアランスに影響を与える場合があると意識しておくことが大切です。

実例 2歳　男児

気管支喘息のためにステロイド吸入実施中。半年前よりネブライザー吸入器を使用していましたが，最近は途中で飽きてしまい薬液の最後まで吸入できていませんでした。

薬剤師が，患児が車好きなことを聞き出し，車の絵を描いたお薬カレンダーを作成し，患児本人に「最後まで吸入ができたらシールを貼る」と約束したところ，モチベーションを保つことができ，最後まで吸入ができるようになりました。

● 2歳から3歳の服薬指導

2歳頃からはコミュニケーションが発達し，言葉を2つ以上つなげて話をするようになります[2]。そのため，患児本人が理解できるような言葉を使用し，保護者と一緒に説明します。また，この年齢になると，シール好きな子どもも多く，お薬チェックシートやお薬カレンダーなどを作成し，「できたらシールを貼る」方法で子どものモチベーションが維持されることもあります[1]。

実例 3歳　男児

服薬指導時に保護者から，以前は薬を飲めていたが"いやいや期"に入って，薬を飲まなくなったと訴えがありました。そこで，薬剤師から患児に対して，以下のように声をかけてみました。

患児本人への服薬指導について

薬剤師：□□くん，お薬嫌いなんだってね，なんで？
患児　：…
薬剤師：うちのお薬はおいしいと思うけど，今度どんなお味だったか，教えて！
患児　：…うん
薬剤師：ありがとう！　お約束ねっ。楽しみにしているね。

● 3歳頃からのいやいや期の服薬指導

　3歳頃からは，いやいや期の要素が重なり，服薬を嫌がりやすい年齢になります[3]。一度嫌な味を経験した薬では服用が困難になる傾向があります[4]。ただし，言語能力もさらに発達するため，服薬を拒んだときにも保護者が上手に理由を説明することで6割程度の患児は服薬するとの報告もあります[4]。保護者が自宅で患児へ服薬を促しやすいようにするため，薬剤師もあらかじめ患児本人へ服薬の重要性について説明します。

後日

　その後の受診時に患児が来局した際に，自宅での服薬について薬剤師が患児に確認すると，患児本人から積極的に薬をおいしく飲めたことを報告してくれました。

薬剤師：お薬ちゃんと飲めたかな？
患児　：うん。お薬おいしかったよ。
薬剤師：お薬の味教えてくれる約束おぼえてくれてたんだね。ありがとう。

　また，保護者からは，薬剤師との約束があったため，自宅で患児が服薬する際にいつもより説得しやすかったというコメントでした。

実例　5歳　女児（病院薬剤師より）

　ネフローゼ症候群のために，ステロイド内服中。多くの平仮名を読むことができ，入院中に他の患児と病院ごっこをして遊ぶ際には，他の児が看護師役や医師役を選択しているところ，薬剤師役を選択していました。そのため，担当薬剤師が，女児の内服中の薬剤について，本人専用に平仮名で記載した説明書と薬袋を作成して説明。また，本人の好みのキャラクター情報もわかったため，キャラクターも書き加えてみたところ，それまで以上に薬に興味をもち，定期的に薬剤師が訪問するときには，患児自ら薬について質問をするようになりました。

服薬指導　服薬支援

> **実例**　5歳　男児　マイコプラズマ肺炎（病院薬剤師より）

　クラリスロマイシンドライシロップ服用時に水や単シロップでの服用が困難だったため、「苦い薬用」として用いられるチョコレート味の服薬補助ゼリーを使用していました。それでも服薬に対する拒否がありました。薬剤師から保護者へ服薬補助ゼリーの味の好み、好きなキャラクターについて確認したところ「チョコレート味は普段は好んで食べていること、好きなキャラクターはアンパンマンであること」の情報を得たため、服薬補助ゼリーの味が直接の服薬拒否の理由ではないと考え、まずは本人の服薬への理解を促すようアンパンマンをキャラクターに使用した紙芝居形式の説明資材を作成して説明しました。

　薬剤師：このお薬は、とっても大事なお薬なんだよね。どうして、あんまり飲みたくないのかな？

　患児：だって、美味しくないから。

　薬剤師：○○くん、お熱が出て、お咳もたくさん出て、胸もぎゅうっと苦しくなったでしょう？　それはね、バイ菌が、○○くんに悪さをしたからなんだ。このお薬は、アンパンマンみたいに、バイ菌をやつけるお薬なんだよ。お咳がなくなって、苦しいのも楽になって、いつもみたい

コラム6　プレパレーション（preparation）

　病院では、保育士と協働でプレパレーション（preparation）を導入しているという報告もあります[5]。プレパレーションとは、病院で子どもが直面するであろうと思われる医療行為によって引き起こされるさまざまな心理的混乱に対して、説明や配慮をすることにより、その悪影響が最小限になるように工夫し、その児なりに乗り越えていけるように子どもの対処能力を引き出せるような関わりをすることです。服薬のプレパレーションは、紙芝居を用いて児に薬への関心をもたせ、服薬の必要性を理解させています。プレパレーション実施後に服薬指導を行うと、「このオクスリマンがバイキンマンとたたかうの？」、「ぼく、お薬飲んで、バイキンマンをやっつけるよ」とプレパレーションの内容を引き合いに出し、薬剤師の話を聞こうとする姿勢や服薬に前向きな姿が見られることが期待できます。

> に元気な○○くんになるためには，バイ菌をちゃんとやっつけることが大切なんだ。
>
> 患児：アンパンマン，かっこいいよね〜。僕もアンパンマンと一緒にがんばろうかな。
>
> 薬剤師：そうだよね，○○くんも一緒にがんばってもらえたらとっても嬉しいな！

この説明以降，自宅でも保護者が資材を用いながら継続して必要性を説明し，患児は服薬の継続が可能となりました。

● **4歳から5歳の服薬指導**

言葉の発達が進み語彙数が増え[4]，平仮名であれば読める患児も多くなるため，やさしい言葉を用いて薬の説明を行います。患児本人用の説明書を作成して説明すると自分の薬に対してより興味をもてるようになります[1]。

服薬の必要性を理解できるよう薬の作用，味，におい，服薬期間，服薬理由などを説明します。服薬説明書には，患児が好んでいるキャラクターのイラストをつけたり，絵をかいたりしながら説明すると興味をもち服薬の必要性も理解できるようになります。薬効を物語仕立てに説明して，その場で図を書き加えたりすることも効果的です。また，患児の理解度を確認する際には，クイズ形式で確認し，答えがあっていれば一緒に喜びます[1]。さらに理解を深めるための課題を与え，患児本人に考えさせることでさらなる意欲につながります。

● **学童期以降の服薬指導**

学童期以降になると服薬に対する理解や自覚が出てきますので，前述の服薬指導と同様に理解度に応じて興味をもつ資材を利用することで服薬の必要性を認識できるようになります。また，服薬の必要性だけでなく，内服中の注意点や副作用などについても理解できるようになります。副作用については，その詳細よりも初期症状，気になることがあったときに医療チームに話してもらうことの説明が主体となります[6]。患児本人が自分で薬を内服する意識が出始めたら，次に自分で薬の管理ができるように促していくことも重要です。学校生活や部活動など生活リズムに合わせて薬剤を内服できるようあらかじめ本人と相談しておきましょう。この時期は多感な時期でもあり，指導全般において接し方や表現にいっそうの配慮が必要である[1]ことも意識しましょう（Q11参照）。

表　尿や便の着色例

- ミノサイクリン[7]：本剤の投与により尿が黄褐〜茶褐色，緑，青に変色したという報告がある。
- セフジニル[8]：粉ミルク，経腸栄養剤など鉄添加製品との併用により，便が赤色調を呈することがある。
- チペピジン[9]：本剤の代謝物により，赤味がかった着色尿がみられることがある。
- 溶性ピロリン酸第二鉄[10]：本剤の投与により，一過性に便が黒色を呈することがある。
- クエン酸第一鉄ナトリウム[11]：本剤の投与により便が黒色を呈することがある。

（各医薬品添付文書より）

● 服薬中の薬の注意に関する指導について

　薬剤の作用や副作用以外にも，患児や保護者が客観的に認識できる変化（表）については，あらかじめ説明しておかないと発見時に体調の変化によって生じた変化なのか不安になることもあります。事前にその可能性を説明しておきましょう。

参考文献

1) 国立成育医療研究センター薬剤部・編：小児科領域の薬剤業務ハンドブック第2版．じほう，pp79-95, 2016.
2) 戸田須恵子：乳児の言語獲得と発達に関する研究．釧路論集：北海道教育大学釧路校研究紀要, 37：101-108, 2005.
3) 鈴木聖奈子，他：小児への服薬指導と各年齢における服薬傾向に関する実態調査と問題点．医薬ジャーナル, 43(10)：2511-2516, 2007.
4) 中村誓子，他：服薬アドヒアランスを考慮した抗菌薬の服薬指導のポイント．薬局, 63(3)：447-452, 2012.
5) 木下博子：小児への服薬指導と投薬の工夫．小児科臨床, 68(4)：573-577, 2015.
6) 石川洋一：注意すべき副作用とその対応．薬局, 63(3)：454-460, 2012.
7) ミノマイシンカプセル　添付文書（第18版，2016年11月改訂）：ファイザー株式会社
8) セフゾン小児用細粒　添付文書（第15版，2015年6月改訂）：アステラス製薬株式会社
9) アスベリン散10%　添付文書（第12版，2015年4月改訂）：田邊三菱製薬株式会社
10) インクレミンシロップ　添付文書（第8版，2014年6月改訂）：アルフレッサファーマ株式会社
11) フェロミア顆粒8.3%　添付文書（第11版，2014年6月改訂）：エーザイ株式会社

服薬指導　服薬支援

Q11 思春期での怠薬防止について

Keyword　反抗期，思春期，怠薬理由，原因に合わせた対処法，ツール
編集委員作成

質問者
薬局薬剤師

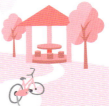

❓ 反抗期や思春期での怠薬を防ぐ工夫について

　反抗期や思春期を迎えると，保護者による服薬確認が難しくなり，後になって怠薬に気づくことが少なくありません。この時期に認められる怠薬をどのように対処すればよいでしょうか？
どのような対応をしているか教えてください。

回答者A
病院薬剤師

❓ 怠薬の原因に合わせて，患児と一緒に対処法を考える

❓ 反抗期や思春期での怠薬を防ぐ工夫について

　思春期は子どもと大人の境で，大人からは自分のことは自分（の判断）でするように求められ始める時期で，本人も自分ですべてできると思いがちです。しかし，思考力，知識，判断力は発達途中であり，薬について，必ずしも医療者のように重要度の高い事柄と捉えていないことも多くあります。このような患児には，怠薬の理由にかかわらず，まず，薬剤師が真摯に向き合い，患児本人に，薬について"真摯に考える"ようになってもらうことが重要です。
　実際に当院で，患児に「なぜ自己判断で薬を中断したのか？」と尋ねた際の回答と，その後の対処法について紹介します（表）。

表 怠薬の理由と対処法

事例	理由	対処法
1	薬の効果を実感できない	薬の使用が症状の安定に結びついていることを説明
2	薬の形や味が飲みにくい	剤形変更，カプセルに詰めるなどの調剤工夫
3	あわただしいと飲み忘れる	薬の置き場所を工夫する
4	部活やバイト，友人との約束で飲み忘れる	①親の声かけ ②スマートフォンのタイマー，アプリの活用
5	友人の前で飲みたくない	気にせず服用できる場所やタイミングを整理する
6	副作用が心配で飲みたくない	服薬が，不利益（副作用）と比して有用性（効果）が高いことを説明する
7	保護者や医療者の関心を引きたかった	患児と話し合いながら，精神的な安定と自立（一人立ち）に向けての準備をする

事例1　薬の効果を実感できない

　怠薬について理由を尋ねると，「どうしてこの薬を飲まなければいけないの？　と疑問に思ってしまった」とのことでした。

　さらに詳しく聞いてみると，「ずっと飲んでいてもこの薬では治らない気がするからあまり飲まなくてもいいかなと思って…」のように，効果を実感しにくいことが原因になっている場合があります[1]。

対策

　本事例のように患児が服薬の必要性を理解できていないことがあります。服薬の必要性を指導したうえで，なぜ薬が必要なのか，薬の使用による成果をどのように捉えているかを本人に考えてもらうようにします。

　患児に薬のことは難しくて理解できないように思われがちですが，必要な薬である理由を薬学的な説明も交え，薬の使用が症状のコントロールに結びついていることを説明します。服薬による生活の質への影響の結果を本人に理解してもらうことが大切です。

事例2　薬の形や味が飲みにくくて続けにくい

　飲み始めには感じていなくても，内服を継続するうちに，剤形により飲みにくさを感じることがあります。また，「飲みにくい」という背景には味に問題がある場合があります。

思春期での怠薬防止について

対策

他の剤形や他剤に変更可能か検討し，味に問題がある場合は薬剤を変更するか，変更が難しい場合には調剤時に工夫することも一案です。たとえば，漢方薬の味が気になり飲めないような場合には，カプセルに詰めて調剤してもよいでしょう。また，漢方薬用の服薬ゼリー（ゼリー状オブラート）も市販されています。

事例3　バタバタしていて飲み忘れてしまった

出かける準備などであわただしいことが理由で飲み忘れる場合には，薬の置き場所が不適切なことがあります。思春期では，服薬の管理が親から子どもに移行する時期です。

対策

服薬管理のための工夫や決められた服薬を遂行するには，自立心が大切であると患児自身も認識していますので，どこに薬を置けば忘れないのかなどを一緒に相談しながら，本人に考えてもらいましょう。

事例4　中断するつもりはなかったが，結果としてしばしば飲み忘れてしまった

思春期になると学校や友人との予定を優先し，日常のことをおざなりにしてしまう場合があります。

対策

薬の内服を日々の生活の一部に取り込めるよう，薬の管理について本人と一緒に考えましょう。たとえば，「部活が忙しい」，「バイトが忙しい」，「ちゃんと持ち歩いていたのに」など日々のスケジュールが忙しく，服薬を忘れがちな場合には，スマートフォンのタイマーや服薬管理アプリ，保護者の声かけなどが効果的です。

事例5　友人の前で飲みたくなかった

病気を抱えていることを他人に知られたくない・何の薬を服用しているか見られたくないという子どもたちの気持ちは，思春期に強まるのかもしれません。

対策

思春期の患児に対しても他人の目を気にせず服用できる場所や服用タイミングを調整してみることも，解決への糸口になることがあります。

事例6　副作用が心配で飲みたくなかった

　自分が服用している薬について，医療者から説明された内容だけでなく，インターネットを利用して調べた結果，副作用について不安になり怠薬につながることがあります。

対策

　本人が，インターネットで検索しても怠薬につながることがないようにしっかりと事前に薬について説明し，インターネットで提供される医療情報の是非について伝えることも大切です。そして，薬剤師も患児本人や保護者からの話に耳を傾けること，そのうえで成長過程を考慮して服薬の必要性と副作用の対処方法について服薬指導を行うと，アドヒアランスの向上につながる可能性があります。

事例7　保護者や医療者の関心を引きたかった

　病気を抱えてつらい気持ちと精神的な不安定さから救ってほしいという訴えを，その児なりに表現し，怠薬によって保護者や医療者の関心を自分に向けようとしている場合もあります。思春期の子どもの服薬管理には，保護者の協力が必要不可欠です。

対策

　医療者も患児の小さな頑張りを見つけて一緒に喜ぶなど，ひとりの子どもとして大切に思い，よりそっていることが伝わるような関わり方を心がけることで，患児本人と保護者の支えになることができます。

回答者B
薬局薬剤師

❓ 服薬管理は段階的に任せていく。一包化や印字機能を活用するのも一案

❓ 反抗期や思春期での怠薬を防ぐ工夫について

　反抗期・思春期は，子どもから大人へと，徐々に自立していくために必要な過程と捉え，自分で服薬を管理できるように指導していきましょう。怠薬の原因は多々ありますが，処方の複雑さが原因の一つなら，処方を整理することで改善されることもあります。患児によっては，大人と同様に毎日シートから錠剤を取り出して服薬するのは難しいこともあるので，その場合は一包化や分包

Q11 思春期での怠薬防止について

機の印字機能を有効活用し，段階的に自分で管理できるように支えてあげます。また，本人の自尊心を傷つけないように服薬確認方法を工夫することや，飲み忘れた場合の対策について本人や保護者とあらかじめ確認しておくことも大切です。

事例8　14歳　男児（思春期）

処方

A病院よりデパケン®R錠200mg　1日1回3錠　朝食後

課題

処方箋を受付けた際に，母親より以下の相談を受けました。

「受診日直前にたくさんのシートが余っていることに気がついた。医師より，服薬管理のためにお薬カレンダーの使用を勧められたが，弟や妹の目を気にして本人が使用を嫌がっている。今後の服薬をどのようにしていけばいいか」

対応

後日，薬を受け取りに一人で来局した患児本人に，飲めていない理由を詳しく聞いてみると，次のような返事が返ってきました。

「錠剤をシートから直接取り出して服薬していると服薬したのかわからなくなってしまうことがあり，2回分を服用してしまうと大変なことになると思って，そういうときは飲まないようにしていた」

飲み忘れにしては残薬が多いため，もう少し詳しく聞いてみると「朝に朝食をとる時間がない場合は，食後にならないからと思って薬を飲まなかった」との返事が返ってきました。続けて，いつなら飲み忘れしなさそうか，男児の一日のスケジュールについても併せて聞いてみましたが，やはり学校生活で日中はあわただしく，本人も「夕食は必ず食べるので夕食後か寝る前なら問題なく飲めると思う」との感想でした。

薬局薬剤師の考察

患児本人に飲み忘れの理由について2倍量の服用の懸念や朝食を抜いたこと以外に，はっきりとは口にしないが，病気を抱えていること，服薬を続けなければならないことに負い目や恥ずかしさを感じ，家族の目も避けようとして，ますます服薬タイミングを逸しているのではないか？　と思われる節がありました。

患児本人が言うように，朝は通学前の準備であわただしいため，日常生活の

なかに服薬行動を組み込むことが難しいと予想されます。また，前述のように人前での服薬に抵抗があるようなので，学校での服薬を提案することも難しいと思われたため，服薬タイミングは夕食後が適していると思われました。

また，本人が言うように，シート管理では残数の確認が難しく，本人の服薬管理および母親の服薬確認がしやすいように一包化などの対策を講じるべきと考えました。

処方医への提案

服薬タイミングを変更し夕食後とすること，および一包化を提案しました。

患児への提案

薬を一包化したうえで，服用日を印字し，薬包がつながったままの状態でティッシュ箱カバーに入れ，食卓の椅子から下げておくことを提案しました（図）。また，この薬に関しては，食事に関係なく服用して問題ないので，飲み忘れた場合は寝る前や朝出かける前であっても，思い出したらすぐに服用して構わないことを伝えました。

母親への依頼

寝る前の服薬確認と飲み忘れたときの対応をお願いしました。飲み忘れに気づいたときは，できるだけ早く服用し，次回分は次の日の服用時間に飲むことが基本です。本症例では，母親にあらかじめ医師と相談しておくよう細かいこと

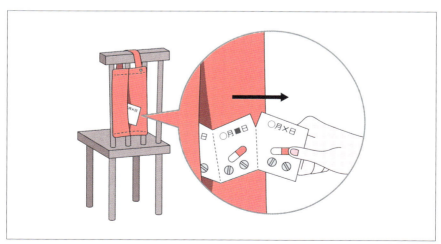

図　椅子につり下げたティッシュ箱カバーに入れた薬包紙

思春期での怠薬防止について

を話しました。

後日

患児より，自分の記憶に頼らず服薬できるようになり，倍量服用に対する不安からも解放され，また，弟や妹の目からも薬が隠され周りの目を気にせずに服薬できるようになり，服薬を継続できるようになったと教えてもらいました。

母親からは，医師と飲み忘れ対策を相談し，細かいアドバイスをもらったと報告を受けました。

解　説

● 小児のてんかんと慢性疾患

小児のてんかんは薬物治療により7～8割が寛解しますが，学童期・思春期のてんかん患者の多くが長期治療を要して成人期へと移行するため，長期に渡り小児科や神経内科などで治療を受けています[1]。思春期はアイデンティティの獲得という発達課題に取り組み，自己の将来を考える重要な時期です[1]。特に，慢性疾患をもつ子どもたちは周りの子どもたちと自分を比較して，劣等感や不安から反抗的になり，病気の自己管理が困難になりやすいことも報告されています[2]。一方で，この時期は，自己の病気を正しく理解したうえで進学や就職など，将来について選択しなければならない時期でもあります[1]。薬剤師が薬物療法の面から病気の理解や服薬管理の向上に関わっていくことは患児の人生において重要なことです。まずは，患児と向き合い，現状の解決策について患児とともに考えていきましょう。これが成人の診療科への移行の際の不安を軽減することにつながるかもしれません。

参考文献
1) 足立 綾，他：思春期のてんかん患者の病気認知に関する研究．看護科学研究，11(2):42-47, 2013.
2) 小国美也子，他：慢性疾患を抱えた子どもたちの思春期―とくに，てんかんについて―．小児科診療, 68(6):1081-1085, 2005.

Q12 新生児領域のおススメの図書

Keyword 新生児，エビデンス，おススメ書籍
2014年4月 # 63

質問者
私立病院薬剤師

当院ではNICU・GCUでの注射剤調製業務を予定しています。新生児領域ではエビデンスが未確立の薬剤も多いと思いますが，どのように対応されているのか教えていただけますか。

1 新生児領域の参考文献について

新生児領域での処方監査や薬学的管理を行ううえでのポイントや，参考文献・資料について教えてください。

回答者A
大学病院薬剤師

1 NICUマニュアル，Pediatric and Neonatal dosage handbook，Neonatal and Pediatric Pharmacology，ネルソン小児科学など

1 新生児領域の参考文献について

　NICUマニュアル，Pediatric and Neonatal dosage handbook，Neonatal and Pediatric Pharmacology，ネルソン小児科学をそろえればたいていのケースに対応できます。後の2冊は購入費用が高いのでDIに買ってもらいました。

　低出生体重児での投与量は正常体重児とは区別されるべきですが，比較試験はほぼありません。正常体重の論文や他の論文報告などを比較して，多いか少ないかを考察している場合が多いです。たとえば添付のメロペネムの血中濃度を比較すると，低出生体重児では同じmg/kgで薬剤を投与した場合に，正常体重に比べて血中濃度が高くなることが推察できます。

　当院でも，NICUやGCUでは注射調製から投与までの時間が短いという問題

新生児領域のおススメの図書

があり，その短時間でいかに監査すべきかを模索中です．

参考資料

(1) 新生児医療連絡会・編：NICUマニュアル第5版．金原出版，2014．
(2) Taketomo CK, et al: Pediatric and Neonatal dosage handbook 23rd edition. Lexi Comp, 2016.
(3) Yaffe SJ, Aranda JV, et al: Neonatal and Pediatric Pharmacology Therapeutic Principles in Practice 4th edition. Lippincott Williams & Wilkins, 2010.
(4) 衛藤義勝・監：ネルソン小児科学　原著第19版．エルゼビア・ジャパン，2015．
(5) ADHB(Auckland District Health Board)ホームページ内の新生児関連情報
   - ガイドライン検索ページ：http://www.adhb.govt.nz/newborn/Guidelines.htm
   - 新生児サービス：http://www.adhb.govt.nz/newborn/Default.htm
(6) UCSF(University of California San Francisco) Benioff Children's Hospitalのホームページ内新生児集中治療マニュアル：http://www.ucsfbenioffchildrens.org/health_professionals/index.html

新生児学入門，NICU必携マニュアル，新生児診療マニュアル，新生児の疾患・治療・ケア，図解よくわかるTDMなど

新生児領域の参考文献について

　教科書的な本は「新生児学入門」や「NICU必携マニュアル」が良いと思います．治療方法など，より実務的な内容であれば「新生児診療マニュアル」がおすすめです．また，疾患や治療などについて，患者家族向けにわかりやすく記載されている「新生児の疾患・治療・ケア」は，初心者向けだと思います．

　新生児の薬物動態については「図解よくわかるTDM」が良いと思います．受胎後週数(PCA)，在胎週数(GA)，出生後日数(PNA)の関係や，新生児における薬物動態学特性などの記載があります．また，新生児の薬物投与は受胎後週数(PCA)を考慮する必要がある，との記載があります．

参考資料

(7) 仁志田博司：新生児学入門　第4版．医学書院，2012．
(8) 楠田 聡・監：NICU必携マニュアル．中外医学社，2012．
(9) 猪谷泰史・監：新生児診療マニュアル　第6版．東京医学社，2015．
(10) 楠田 聡・監：オールカラー最新2版　新生児の疾患・治療・ケア：家族への説明に使える！イラストでわかる．メディカ出版，2016．
(11) 木村利美・編著：図解よくわかるTDM　第3版．じほう，2014．

Q13 新生児における薬剤経管投与について

Keyword 新生児，低出生体重児，経管投与，ミルクと混合，賦形剤，浸透圧，イレウス，壊死性腸炎

2014年9月 ♯187

質問者
市立病院薬剤師

低出生体重児に対する薬剤の経管投与方法について教えていただきたくメールしました。

当院NICUでは薬剤を経管投与する際は，基本的にミルクの1回注入量全量に薬剤を混合し指示時間（30分・1時間など）でポンプを使用し投与しています。一方で，チューブ閉塞のリスクがある場合などは温湯0.5～1mLに混合しミルク注入前に投与する方法も併せて行っています。

投与速度が変わることでの体内動態の変化とその影響などについて悩んでおり，全量ではなく1mLのミルクで混合し用手注入する方法に統一できないかと検討しています。

少量のミルクに混合するメリット・デメリット

少量のミルクで薬剤を溶いて投与することのメリット・デメリット，リスクについて教えてください。

この方法のリスクとして，ミルクの浸透圧上昇による壊死性腸炎のリスク，薬剤が溶解できないことによるチューブの閉塞の可能性，などがあることが気になっています。特に500g程度の超低出生体重児に対しては負担が大きくなってしまうでしょうか。

先生方の施設では，超低出生体重児への薬剤経管投与はどのようにされていますか？

薬物動態や溶解方法などへの留意事項や問題点がございましたら，アドバイスをお願いします。

新生児における薬剤経管投与について

回答者A
病院薬剤師

ミルクへの溶解や賦形剤による浸透圧上昇の報告

少量のミルクに混合するメリット・デメリット

ミルクに混合したときのみでなく、シロップ剤や賦形剤として乳糖を使用すると浸透圧が非常に高くなることがあり、注意が必要といわれています[1]。

調製粉乳に溶解した場合の浸透圧

伊藤らは、低出生体重児に使用される内服薬を蒸留水と調製粉乳への溶解を比べたところ、調製粉乳への溶解により著しく浸透圧が上がったことを報告しています(表1)[2]。

また、伊藤らは乳糖を溶解した場合と、乳糖を添加して溶解した際の浸透圧も計測しており、乳糖を蒸留水または調製粉乳に溶解した際、乳糖0.2g/mLでほぼ飽和状態で浸透圧は約400mOsm/kg H_2O となったこと[2]、また、テオコリン散に乳糖0.3gを添加して溶解したところ、添加前に比べて浸透圧は500mOsm/kg H_2O 以上上昇したと報告しています[1]。

ケイツーシロップなど小児に使用する薬剤も浸透圧が高く、原液での投与はどの施設でも避けているかと思います。

- ケイツーシロップ

  浸透圧比:約10(生理食塩液に対する比)

  約2,700mOsm/L

表1　蒸留水と調製粉乳溶解時の浸透圧比較

薬　剤	蒸留水溶解 (mOsm/kg H_2O)	調製粉乳溶解 (mOsm/kg H_2O)
ラシックス散	32	334
ジゴシン散	343	551
フェノバール散	88	360
ユベラ顆粒	394	543
ケフラールDS	689	1136

※体重を1.5kgとした時の市販散剤、ドライシロップの常用量を蒸留水または13％調製粉乳1mLに溶解振盪後の上清の浸透圧、およびシロップ剤の浸透圧(mOsm/kg H_2O)

〔伊藤多美子, 他:未熟児に使用される内服薬の浸透圧に関する検討. 日本新生児学会雑誌, 22(2):p421-424, 1986.〕

DI 等情報

● 経管投与時の栄養チューブ選択の目安

体重に合わせてチューブの太さを選択(表2)します。薬剤や栄養剤などで栄養チューブを閉鎖させないように注意する必要があります。薬剤の懸濁液の投与には特に注意が必要です。

表2 新生児における栄養チューブFrの選択目安[*1]

患者体重 (g)	チューブのスケール目安 (Fr[*2])	外径 (mm)
1,000g未満	3	1.00
1000g以上〜2000g未満	4	1.35
2000g以上〜3000g未満	5	1.70
3000g以上	6〜	2.00

[*1]:国立成育医療研究センターNICUでの目安
[*2]:1Fr=1/3mm

ケイツーシロップについてメーカーに問い合わせたところ以下のような回答がありました。

メーカーより

- 高浸透圧のシロップによって壊死性腸炎のリスクがあります。
- 1984年の報告で,新生児・早産児への内服薬の投与について,≦460mOsm/Lとしたほうがよいのではないか? との報告があるそうです。

● イレウス

超低出生体重児へのプロバイオティクス投与時,デンプンを含んだ状態で投与したところ,デンプンの糞塊でイレウスを起こしたとの報告があります[3]。

また,コーンスターチ,デキストリンなどの賦形剤は腸管閉塞を来す可能性があるので注意[4]すべきです。

海外の文献では,1,200g未満の未熟児における壊死性腸炎の発生率が調製粉乳($359\,mOsm/kg\,H_2O$)では,8例中2例起こり,elemental formula ($650\,mOsm/kg\,H_2O^*$)では8例中7例あったと報告されています[5), 6]。この他,乳酸カルシウムをショ糖溶液に溶かした場合($1,700\,mOsm/kg\,H_2O$)に壊死性腸炎が著しく

新生児における薬剤経管投与について

増加したとの報告もあります[7]。

　高浸透圧液が腸管粘膜に損傷を与える機序としては，高浸透圧による粘膜の直接損傷と血流分布を変化させ虚血状態に陥ることによる間接損傷が考えられます。少なくとも500 mOsm/kg H_2O以上は高浸透圧として扱うべきと思われます（文献要確認）。

＊：その後348 mOsm/kg H_2Oまで下げられている。

参考文献

1) 日本小児総合医療施設協議会（JACHRI）：全国30こども病院の与薬・服薬説明事例にもとづく（五十嵐 隆・監）：乳幼児・小児服薬介助ハンドブック．じほう，p39, 2013.
2) 伊藤多美子，他：未熟児に使用される内服薬の浸透圧に関する検討．日本新生児学会雑誌，22（2）:p421-424, 1986.
3) Kitajima H, Sumida Y, et al: Early administration of Bifidobacterium breve to preterm infants: ramdomised controlled trial. Arch Dis Child Fetal Neoratl Ed 76（2）:F101-F107, 1997.
4) 新生児医療連絡会・編：NICUマニュアル第5版．金原出版，2014.
5) Book LS, et al: Necrotizing enterocolitis in low-birth-weight infants fed an elemental formula. J Pediatr, 87（4）:602-605, 1975.
6) Wu JT, Book L, et al: Serum alpha fetoprotein（AFP）levels in normal infants. Pediatr Res, 15（1）:50-52, 1981.
7) Willis DM, Chabot J, et al: Unsuspected hyperosmolality of oral solutions contributing to necrotizing enterocolitis in very-low-birth-weight infants. Pediatrics, 60（4）:535-538, 1977.

調剤　栄養

Q14 母乳添加用粉末（HMS）やとろみ剤の薬剤部分包について

Keyword 母乳栄養，強化母乳，増粘剤，とろみ剤，HMS-1，HMS-2，食品の調剤，分包，経腸栄養

2015年1月 #245

質問者
国立病院薬剤師

当院のNICUでは母乳栄養・経腸栄養が重視されており，母乳添加用粉末HMSを使用し，経口でのカルシウム，リン摂取量を補助しています。また，胃食道逆流予防にとろみ調整用粉末（とろみ剤）も使用しています。
今回病棟より，HMS-1およびとろみ剤を薬剤科で1回分ずつに分包できないかと依頼がありました。そこで以下の3点について教えてください。

❓1　薬剤科がHMSやとろみ剤を分包？

❓2　分包機は薬剤用と別？

　薬剤科で，HMSやとろみ剤を分包している場合，分包機は薬剤と同じものを使っていますか？　それとも専用の分包機を使用していますか？

❓3　分包は，どの部署がどのように行っている？

　薬剤科が分包をしていない場合は，栄養科または看護部など，どの部署がどのように管理・運用されているか教えてください。
当院の医師からの要望は
　①HMS-1，とろみ剤のために専用の分包機を購入してほしい
　②この業務を病院公認の業務にしたい
　③分包するのは薬剤科でも栄養科でもかまわない。
というものです。現在薬剤科長が，病院にどの部署がどのように運用するべきかを決めてもらうようにするため，いろいろ検討しております。
本来，HMSやとろみ剤などは，食品ですので薬剤師の業務範囲ではないと考えますが，薬剤師が分包している施設があるとのことでしたので，質問いたしました。
ささいなことでもかまいませんので教えてください。

Q14 母乳添加用粉末（HMS）やとろみ剤の薬剤部分包について

回答者A（国立病院薬剤師）

1. HMSのみ分包している
2. 薬剤と同じ分包機を使用

1 薬剤科がHMSやとろみ剤を分包？

当院においても，薬剤部で現在HMS-1の分包を行っております。とろみ剤については行っておりません。

私が着任する以前から行っており，当時を知る者が残っていないため，どのような過程で引き受けたのか，詳細は不明ですが…。

2 分包機は薬剤用と別？

通常の薬剤用分包器を用いて，普段の調剤業務の合間に依頼があるたびに行っている現状です。

回答者B（大学病院薬剤師）

1. 両者とも分包している
2. 調剤室のものではなく，製剤用の分包機を使用

1 薬剤科がHMSやとろみ剤を分包？

当院でもHMS-1，とろみ剤の分包を薬剤部で行っております。

薬剤ではないこと，時間も手間もかかることを理由に中止できないかとたびたび議論になりますが，病棟ではとても重宝がられています。始められるのであれば，よく使用する規格をあらかじめ決めてから予製をする運用にされるとよろしいかと存じます。

2 分包機は薬剤用と別？

通常使用する調剤室の分包機ではなく，製剤室の業務として分包予製用の分包機を使用しています。

個別の処方箋を用いて必要量に分包する運用を取っているため，依頼の頻度が多く病棟・薬剤部ともに手間も時間もかかっている現状があります。

● HMS-1とHMS-2の流動性と注意点

HMS-1がリンを多く含んでいるためか，湿気の多い環境においては分包機がベタつきます。流動性はそこまで悪くありませんが，嵩高い粉末です。

当院では12月よりHMS-1よりHMS-2への切り替えを行ったのですが，こ

ちらはかなり流動性が悪いです。

回答者C 国立病院薬剤師

❓1 両者とも分包している

❓1 薬剤科がHMSやとろみ剤を分包？

前任地の病院でHMS-1と，とろみ剤の分包を薬剤部で行っていました。

食品であるため一度はお断りをしましたが，栄養科や他部署で秤量するはかりがないという理由で，病棟担当薬剤師が直接依頼を受ける形をとり行っていました。HMS-1の一包を6分割で分包し病棟にストックされており，用時追加および補充を依頼されていました。

今まで3つの病院を回ってきましたが，公式には薬剤部で受けていないというのが実情のようです。

Aさんの施設でHMS-1分包の依頼を受けたのは実は私で，当時は上司と相談のうえ，薬の分包機を使用して分包することも理解をしていただき，個人的に受けることになりました。

他の施設ではどのような方法がとられているか私も知りたいところです。

回答者D 大学病院薬剤師

❓1 HMSのみ分包している
❓2 専用の卓上型分包機を使用

❓1 薬剤科がHMSやとろみ剤を分包？

当院では，HMS-2を薬剤部で分包しております。

分包依頼は平日日勤帯のみとなっており，HMS-2の5包分を20分割，乾燥剤を添付するという方法で行っています。

❓2 分包機は薬剤用と別？

分包には卓上型薬剤分包機（パイルパッカー）を用いております。パイルパッカーなので，HMS-2のべたつきについては特に問題になっておりません。

ただ，一包ずつ秤量するので手間と時間がかかって大変です。

Q14　母乳添加用粉末（HMS）やとろみ剤の薬剤部分包について

回答者E　大学病院薬剤師

? 1　両者とも分包していない
? 3　看護師が目分量で調製している

? 3　分包はどの部署がどのように行っている？

　当院NICUでは看護師が調製していますが，確認したところ目分量で行っているとのことでした。医師から1回量を厳密に計り取る必要はない，という方針を確認したうえで取り決めたとのことです。HMS-2を$\frac{1}{X}$包添加との指示であれば，X回の授乳でHMS-2の一包分を使い切るようにすればよしとしているそうです。

　病床数が多いと難しい対応かもしれませんが，薬剤部で対応していない例として参考にしていただければと思います。

回答者F　私立病院薬剤師

? 1　両者とも分包していない
? 3　看護師が目分量で調製している

? 3　分包は，どの部署がどのように行っている？

　各施設の先生方の返信を見ていて皆さん大変苦悩している難しい問題であることを知りました。当院での現状を確認したところ，Eさんの内容とほぼ同じで，看護師による目分量での調製が行われているようでした。

　返信のほとんどが薬剤部で依頼を受けているものばかりなので，受けていない施設として報告させていただきました。

質問者より

　ご返答ありがとうございます。

　各施設の先生方，引き受けられた経緯・他部署での運用方法・使用している機械など具体的に教えていただきありがとうございます。規格を決めて予製しないと大変そうですね。

　分包機がとてもべたつくこともとても参考になりました。

食品とはいえ、他病院の状況も仕方なく受けているといったところでしょうか。

いただいた情報を参考に、栄養科など他部署での運用ができないかどうかも含めて、検討したいと思います。

たくさん情報をいただき、共有できたことをありがたく思いました。今後もよろしくお願いいたします。

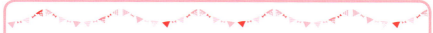

コラム 7　強化母乳：HMS-1 または HMS-2 とは

　早産低出生体重児を分娩した母親の母乳は、タンパク質や微量元素などが分娩後 4 週以降で低下します。そのため、児は母乳だけでは十分な栄養を補えなくなります。不十分な栄養は、諸々の乳児リスク（未熟児代謝性骨疾患や体重増加不良など）を高めます。そこで不足する栄養素を母乳に混合して投与する母乳強化物質の HMS-1、HMS-2 が開発されました[1]。

[早期使用][1]

　強化母乳栄養は極低出生体重児に適応され、一般には母乳摂取量が 50 mL/kg/日を超える頃に 1/4 濃度（母乳 120 mL に一包添加）、100 〜 120 mL/kg/日になった時点で 1/2 濃度（60 mL に一包）、120 mL/kg/日を超えたところで標準添加量による強化母乳栄養とします。このため分包が重宝されます。

　HMS-1 で効果が不十分な超低出生体重児のために、HMS-2 が開発されました。HMS-2 は HMS-1 の 2 倍強のカロリーで、各栄養素が 1.2 〜 2 倍となっており、脂質も加えられたのが特徴です[1,2]。

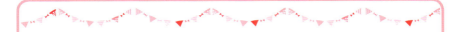

Q14 母乳添加用粉末（HMS）やとろみ剤の薬剤部分包について

コラム8　トロメリン，つるりんこの乳児使用は推奨できない

　トロメリン（増粘成分不明），つるりんこ（キサンタンガム）は成人（高齢者向け）の食事介護用であり，小児への使用を目的としていません。ネット上では，脳性麻痺などの嚥下困難児に使われている様子ですが，小児への使用を推奨するものではありません。

　小児用の増粘剤としては，ローカストビーンガムがあり，日本でも増粘粉ミルクの増粘剤に使用されています[3]。

　米国では成人嚥下困難者向け増粘剤（キサンタンガム）を使用した低出生体重児で NEC（壊死性腸炎）の発症が散見されることが報告されている[4]ため，FDA が警告を発しています。

参考文献

1) 森永乳業株式会社：HMS-2
2) 三浦文宏，櫻井基一郎，水野克己，他：出生体重1,250g未満の児に対するMCT配合母乳添加用粉末の検討─入院中の成長について．日本周産期・新生児医学会雑誌，44(4):968-972, 2008.
3) 森永乳業株式会社：森永ARミルク
4) Beal J, Silverman B, et al: Late onset necrotizing enterocolitis in infants following use of a xanthan gum-containing thickening agent. J Pediatr, 161(2):354-356, 2012.

Q15 セレン内用液の調製方法

Keyword セレン, 院内製剤, 亜セレン酸, 年齢別食事摂取量基準, サプリメント, 食品, テゾン

2014年1月#24, 2015年12月#650

微量元素セレンの補充に関しておうかがいしたいのですが。

1 セレン経口製剤の院内製剤

現在，当院では亜セレン酸の点滴製剤を院内製剤として調剤しています。点滴製剤ではなく，セレンを経口投与されている施設がありましたら，経口試薬の作成方法などをご教示ください。

2 セレンの補充方法について

院内で初めてセレンの補充が検討されている患児がいます。セレンの補充について院内製剤の投与方法や量など，具体的に教えてください。

---

1 セレン50μg/mL内用液を調製しているが，食品やサプリメントも考慮

1 セレン経口製剤の院内製剤

当院での製剤組成ならびに調製方法です。

▼ Rp. セレン内用液（50μg/mL）

[製剤組成]
　亜セレン酸　40.83 mg
　注射用水　全量500 mL

[調製方法]
　亜セレン酸（Wako）を正確に秤量し溶解，高圧蒸気滅菌（121℃，20分）後，クリーンベンチ内でメンブランフィルター（0.45μm）を通し，2mLずつ分注。

Q15 セレン内用液の調製方法

経口用セレンに関しては当院に限らず多くの施設で院内製剤されています。

病院薬局製剤事例集（薬事日報社）の書籍をご参考いただいてもよいかと思います。

経口投与可能であれば経済的な事情・消化管の状態などを考慮したうえで，院内製剤品に頼らず，テゾンなどの食品にて補給するのも一つの方法かと思います。

回答者B 大学病院 薬剤師

Q1 セレン1mg/mL注射液を希釈してセレン50μg/mL内用液を調製

1 セレン経口製剤の院内製剤

当院のセレン院内製剤のレシピを示します。

▼ Rp. 滅菌亜セレン酸水溶液（セレン：1mg/mL）

[製剤組成]
　亜セレン酸　　0.163mg
　注射用水　　　100mL
[調製方法：無菌操作法調製]
　亜セレン酸0.163mgをシリンダー内で注射用水100mLに溶解。0.22μmのメンブランフィルター（GV）で濾過。滅菌褐色瓶（100mL）にて高圧蒸気滅菌（115℃，30分）
※メンブランフィルターを使用する際はフィルターの素材に気をつけてください。セルロース混合エステルのフィルターはセレンを吸着するため使えません。
[貯法]
　室温保存，滅菌褐色瓶で使用期限1年

▼ Rp. 滅菌亜セレン酸内服液（セレン：50μg/mL）

[製剤組成]
　滅菌亜セレン酸水溶液　　1mL
　注射用水　　　　　　　　19mL
[調製方法：無菌操作法調製]
　滅菌亜セレン酸水溶液1mLを滅菌褐色瓶（20mL）に取り注射用水19mLを加える。
[貯法]
　室温保存，滅菌褐色瓶。滅菌亜セレン酸水溶液（1mg/mL）の使用期限1年に準ずるが，開封後は3カ月

回答者C 大学病院薬剤師
1. セレン製剤の院内製剤は調製していない
2. 体重2.5kgの児に50μg/2weekの使用経験あり

回答者D 大学病院薬剤師
1. 経口製剤は使用せず食品で対応
2. セレン欠乏時には5μg/kg/日，以降は年齢による投与量指標あり

● **セレンの補充量目安**

セレンの投与量に関しては，欠乏症がある場合はセレンとして5μg/kg/日が診療指針で推奨されています[1]。そのあとの補充量は年齢別食事摂取基準（表）が参考になります。

また，セレンの補充は過剰症が問題になる場合もあるので，血中セレン濃度をモニタリングすることが基本となるようです。診療指針[2]に年齢別基準値の記載もあります。

● **セレン製剤の治験進行中**

今は，藤本製薬がセレン注のPhase Ⅲをやっていますね（2017年6月現在）。薬価がどれくらいになるのかなぁと思っていますが。

?1 質問者より

多くの先生方に助けていただきありがとうございます。

児はまだ診断がつかず精査中ですが，また何かありましたら相談させてください。よろしくお願い申し上げます。

?2 質問者より

大変参考になる情報をいただきありがとうございました。

当院でも院内製剤のセレン注射製剤は作っておりますが，経口製剤としては作っておりません。「セレン欠乏症の診療指針2015」に記載のあるセレン内服液

Q15 セレン内用液の調製方法

表　セレンの食事摂取基準（μg/日）

性別	男性				女性			
年齢等	推定平均必要量	推奨量	目安量	耐容上限量	推定平均必要量	推奨量	目安量	耐容上限量
0～5（月）	―	―	15	―	―	―	15	―
6～11（月）	―	―	15	―	―	―	15	―
1～2（歳）	10	10	―	80	10	10	―	70
3～5（歳）	10	15	―	110	10	10	―	110
6～7（歳）	15	15	―	150	15	15	―	150
8～9（歳）	15	20	―	190	15	20	―	180
10～11（歳）	20	25	―	240	20	25	―	240
12～14（歳）	25	30	―	330	25	30	―	320
15～17（歳）	30	35	―	400	20	25	―	350
18～29（歳）	25	30	―	420	20	25	―	330
30～49（歳）	25	30	―	460	20	25	―	350
50～69（歳）	25	30	―	440	20	25	―	350
70以上（歳）	25	30	―	400	20	25	―	330
妊婦（付加量）					+5	+5	―	―
授乳婦（付加量）					+15	+20	―	―

〔厚生労働省：日本人の食事摂取基準（2015年版）の概要．p.39〕

と当院の院内製剤の調製方法はほぼ同じなので，代用も視野に入れて検討したいと思います。

セレン過剰症に注意が必要とのこと，十分注意したいと思います。

後日

先日は，ごていねいな回答をいただきありがとうございました。
当院でも亜セレン酸の注射液を内服として使用することに関して，倫理委員会の承諾がおりましたので，運用を開始するところです。

参考文献
1) 厚生労働省：日本人の食事摂取基準（2015年版）の概要．(http://www.mhlw.go.jp/file/04-Houdouhappyou-10904750-Kenkoukyoku-Gantaisakukenkouzoushinka/0000041955.pdf)
2) 児玉浩子，他：セレン欠乏症の診療指針2015．日本臨床栄養学会雑誌，37(2)：182-217，2015．(http://www.jscn.gr.jp/pdf/selen20150717.pdf)
3) 日本病院薬剤師会・監：病院薬局製剤事例集，薬事日報社，2013．

Q16 セレン欠乏症患児へのサプリでの補充について

Keyword セレン欠乏症，セレン，経管栄養，サプリメント，食品
2016年12月 #1250

質問者
薬局薬剤師

微量元素セレンの補充について教えてください。

❓ セレンのサプリメント・食品について

患児のお母さまから相談を受けました。主治医からセレンが不足しているためサプリメントで20～30μg/日程度を補給するよういわれたそうです。セレン欠乏症で摂取するサプリメントをご存じでしたら教えてください。

回答者A
小児病院 薬剤師

❓ テゾンなど

回答者B
大学病院 薬剤師

❓ 粉末飲料のブイ・アクセルを使用

❓ セレンのサプリメント・食品について

　セレン欠乏症に対して，当院で最近あった一例ですが，生後3カ月程度で体重2.5kgの児に対し，「ブイ・アクセル」が2週間に1回使用されていました。こちらは粉末飲料で，ミルクに混ぜて経管投与されていたようです。

Q16　セレン欠乏症患児へのサプリでの補充について

回答者C

❓ **ブイ・アクセル，ブイ・クレス，グルタミンF，テゾンなど**

❓ **セレンのサプリメント・食品について**

当院でも経口製剤の院内製剤を使用せず，食品で補充しています。

セレンを含む食品としては

① ブイ・アクセル（粉末飲料：セレン50μg/7g/包）：ニュートリー株式会社
② ブイ・クレス（ジュースタイプ：セレン50μg/125mL/本，ゼリーカップタイプ：セレン35μg/74g/個，ゼリーブリックタイプ：セレン50μg/107g/半本，ハイプチゼリータイプ：セレン17μg/23g/個）：ニュートリー株式会社
③ ブイ・クレスα〔ジュースタイプ（1,000mL）：50μg/125mL〕：ニュートリー株式会社
④ ブイ・クレストラベル（タブレットタイプ：セレン50μg/3粒）：ニュートリー株式会社
⑤ ブイ・クレスCP10（ジュースタイプ：セレン50μg/125mL/本，ゼリーカップタイプ：セレン50μg/80g/個）：ニュートリー株式会社
⑥ グルタミンF（粉末飲料：セレン50μg/26.5g/包）：アイドゥ株式会社
⑦ テゾン（液体飲料：セレン20μg/125mL/本）：テルモ株式会社

（2017年9月現在）

などがあります。

回答者D

❓ **ブイ・クレス**

❓ **セレンのサプリメント・食品について**

　2016年の日本臨床栄養学会では，メーカーブースも食品・栄養系のものが多く，数社から飲料の試供品をもらいました。もらったなかで一番セレンが多かったのはニュートリー社のブイ・クレスで，飲み心地は普通のドリンクでした。また，卸に注文することができました。薬局で注文できるとご家族が楽ですね。

栄養

 質問者から

　たくさんの情報ありがとうございます，大変参考になりました。

　ミルクに溶かして摂取できるならお母さまの負担が少なくてすむような気がします。

　サプリの味，卸から購入可能という情報もありがとうございます。卸さん経由だとサンプルなどもご用意できる場合もありますし，今回先生方に教えていただいた情報をもとにお母さまによい提案ができるように準備したいと思います。

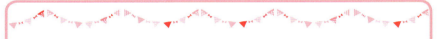

コラム 9　なぜ，セレンが足りなくなるの？

　セレンが含まれる医薬品は，エネーボ®，ツインライン®NF，ラコール®NFといった配合経腸栄養剤のみで，その他の静脈栄養や成分栄養剤のエレンタール®，エレンタール®P乳幼児用配合内用剤などの医薬品や，ミルクアレルゲン除去食品，無乳糖食品である明治ミルフィーHPは成分中にセレンを含みません。そのため，長期間の経静脈栄養や経管栄養，食事摂取制限がある場合などは，セレン欠乏が認められることがあります。また，セレンは主に十二指腸で吸収されるため，膵頭十二指腸切除などの十二指腸がない状態でもセレン欠乏は起こります。MA-8プラスや，CZ-Hi，アイソカル1.0ジュニア，リーナレンLPなどセレンを含む食品もあり，経腸栄養の際は食品を検討するのも良いと思います。その一方で，サプリメントによるセレンの過剰摂取の報告もあるので注意が必要です。

投与方法　栄養　DI等情報

Q17 オメガベンについて

Keyword ω3系脂肪酸，短腸症候群，胆汁うっ滞
2014年6月#97，2015年1月#236，8月#505，2016年1月#715，10月#1150

質問者1 県立病院薬剤師 ／ 質問者2 大学病院薬剤師 ／ 質問者3 私立病院薬剤師

短腸症候群や消化管アレルギーにより，中心静脈栄養依存となった患者さんの腸管不全合併肝障害（IFALD：intestinal failure associated liver disease）や静脈栄養合併胆汁うっ滞（PNAC：parenteral nutrition associated cholestasis）に対して，ω3系脂肪製剤である「omegaven（オメガベン）」を輸入して使用することを検討しています。

❓1　薬剤の購入方法や倫理的手続きについて

日本未承認薬を輸入して使用するにあたり，どのような手続きをとって使用されているのかについて，先生方のご施設での例を教えてください。

❓2　投与方法や注意点について

脂肪製剤であることや，日本未承認薬であることから，投与方法に関する情報が少ないです。オメガベンの投与方法や使用する点滴ライン，投与方法の情報などがありましたら教えてください。

❓3　開封後の安定性について

1瓶が100mLの製剤ですが，体格の小さい患児に投与する場合は1日使用量が5～10mLと少量になります。個人輸入薬ですので1瓶を複数日にわたって使用したいのですが，脂肪製剤であり細菌汚染のリスクも高いと思われます。開封後の安定性や保存方法についての情報をお願いします。

❓4　分注対応について

1瓶を複数日にわたって使用するため，スタッフから薬剤部での無菌的な分注業務が可能であれば対応してほしいとの要望がありました。もし分注対応をされている施設がありましたらどのように行っているのか教えてください。

投与方法　栄養　DI 等情報

回答者A
県立小児病院
薬剤師

- ? 1　倫理審査委員会の承認を経て，病院の在庫として購入
- ? 2　1日使用分をシリンジに調整し，24時間で交換
- ? 3　冷所保存で対応しているが，十分な情報は得られていない
- ? 4　シリンジへの分注後48時間以内に使用することとして分注している

オメガベンの使用に関して，当院での使用経験を報告したいと思います。

? 1　薬剤の購入方法や倫理的手続きについて

当院ではオメガベンは2009年より使用しています。

使用に関しては，当院倫理委員会の承認を得たうえで，厚生労働省より薬事監査証明を取得し，輸入したものを使用しています。当院の症例に関しては，当院医師が報告していますので参考にしていただければと思います[1]。

? 2　投与方法や注意点について

希少な薬剤のため，投与スケジュールを医師と薬剤部で共有し1瓶から複数の患者に使用し，なるべく無駄の出ないようにしています。

原則として当日使用分を，ロック式シリンジに薬剤部のクリーンベンチで分注しています。

? 3　開封後の安定性について

分注した際は(? 4 参照)，1瓶より2日分をロック式シリンジに分注し，冷暗所で保存し，48時間以内に投与しました。開封後の安定性に関しては，当院でも十分な情報がありませんので，あくまで参考までにということで，情報提供させていただきます。

? 4　分注対応について

医師と協議のうえ，薬剤部で無菌的に分注した製剤を48時間以内に投与を終えることとし，使用したことがあります。

Q17 オメガベンについて

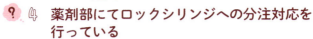

- ❓1 倫理審査委員会の承認を経て，個人輸入として家族が購入
- ❓2 1日使用分をシリンジに調製し，24時間で交換
- ❓3 検査科と細菌培養を行い，開封後2週間までとして運用
- ❓4 薬剤部にてロックシリンジへの分注対応を行っている

回答者B　県立病院薬剤師

　当院ではオメガベンを4例に使用しました。その際の対応をご紹介します。

❓1 薬剤の購入方法や倫理的手続きについて

　購入の方法については，施設によっては病院持ちのところもあるようですが，当院では倫理委員会を通した後，ご家族に個人輸入の形でお願いしております。

❓2 投与方法や注意点について

　投与方法は一般的な脂肪製剤と同じ点滴ラインを使用し1日分をロックシリンジに分割調剤し，24時間ごとに交換しています。

❓3 開封後の安定性について

　調製・分注後の保管方法については，当院では検査科と寒天培地を用いて細菌汚染について精査した結果，冷所保管で2週間までとしています。

❓4 分注対応について

　分割調剤については，ロックシリンジで分注しています。

● その他注意すること

　日本の製品と比べてバイアルのゴム栓がコアリングしやすいのでお気をつけください。何度も抜き刺しせずに，クレーブコネクターなどを使用したほうがよいかと思います。針も18Gより細いほうが安全です。

　ちなみに効果は十分あり，肝機能が本当に改善します。

　現在も一例使用しておりますので情報共有できればうれしいです。

投与方法　栄養　DI等情報

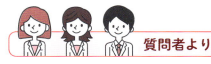

質問者より

　ご返答をくださった先生方，本当にありがとうございました。

　先生方のご経験を参考にして，当院での実情にあった使用方法を医師と協議していこうと思います。

　コンタミなど，実際の使用経験を基にした情報も大変ありがたいです。

　検査科に協力してもらえると，実際的な使用期限の設定に有効ですね。

　病棟にクリーンベンチがあるのでそこで分注するか，薬剤部で無菌調製するか，分注に関しても一度にすべて分注するか，必要時に分注するかは悩ましいところです。

　当院にても，コスト面から他の薬剤と同様の保管期間を設定するのは難しく，ご回答いただいた内容を参考にいたします。

　早く日本でも承認されるといいですね。

解　説

(1) omegavenとは？

　omegaven（オメガベン）：未承認薬で，魚油を原料とする，ω（オメガ）3系脂肪酸を豊富に含んだ脂肪製剤

　小児で目的となる効能：腸管不全（静脈栄養）関連肝障害と栄養状態の改善

　omegavenはフレゼニウスカービ社が，1998年3月にドイツにて開発し世界で初めて薬事承認された魚油を原料とする，ω3系脂肪酸を豊富に含んだ脂肪製剤です。

(2) 必須脂肪酸と原料

　必須脂肪酸は，「ω6系脂肪酸（リノール酸，アラキドン酸）」と「ω3系脂肪酸（リノレン酸，エイコサペンタエン酸EPA，ドコサヘキサエン酸DHA）」に分けられます。従来の脂肪製剤はダイズ油を原料としており，ω6系脂肪酸を多く含んでいますが，オメガベンは魚油を原料としてω3系脂肪酸を豊富に含みます。

(3) 肝障害

　日本国内で認可されている静脈注射用脂肪製剤はすべてダイズ油由来の製品です。必須脂肪酸補給の観点から脂肪製剤の投与は大切ですが，ダイズ油由来

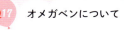

静脈注射用脂肪製剤は腸管不全(静脈栄養)関連肝障害の原因の一つとも考えられており、ダイズ油由来静脈注射用脂肪製剤の代わりに魚油由来の本製剤を単独で使用することにより腸管不全(静脈栄養)関連肝障害が劇的に改善(黄疸の改善，死亡率の低下)することが報告されています。

(4) ω3による肝臓機能改善数

小児の静脈栄養関連肝障害に対して海外での報告としては，本症の18名中16名が平均9.4週で肝機能障害が改善した(ボストン小児病院)，12名中9名が平均24週で肝機能障害が改善した(トロント小児病院)などがあります。

そのようなわけで，腸管不全(静脈栄養)関連肝障害と栄養状態の改善に期待されています。ただし，本剤は未承認薬かつ，海外でもこの適応はオーファン医薬品としてなどで限られています。小児の使用については十分な情報がありません。

(5) 日本での国内承認への動き

現在，日本の成人ではオメガベンの国内承認を取ろうと頑張っています。小児も適正な臨床試験を行って小児適応が取れればと後を追って頑張っています。

そんな状況なので専門の先生による指示のもとでの使用が基本で，文献を見ただけで試しにやってみようというのは避けていただきたいところです。散発的に使用されていますが，薬剤部と事前相談をして，倫理委員会にかけて対応してください。

なお，日本では2014年6月に，本剤の薬事承認を目指した活動や治験の推進を目的として，日本小児外科代謝研究会の傘下に「Omegaven治験ワーキンググループ」が設立されています。

参考文献
1) 天江新太郎，他：腸管不全関連肝機能障害に対する長期中心静脈栄養管理—ω3系脂肪製剤の効果．小児外科．45(4):427-435, 2013．

サイクリックTPN（中心静脈栄養）について

Keyword cyclic TPN, cyclic PN, 中心静脈栄養, 間歇投与, 肝保護
2014年1月 #28

質問者
大学病院薬剤師

現在，乳児に対して経静脈栄養が行われており，サイクリックTPN導入が検討されておりますが，当院では初の症例となります。

サイクリックTPNとは
サイクリックTPNについて教えてください。
調べたところサイクリックTPN（cyclic TPN）は，「種類の異なる輸液剤を順繰りに投与する静脈栄養」とあり，組成や方法などについての注意点は特に記載がないようでした。
よろしくお願いいたします。

回答者A
大学病院薬剤師

特別な組成はなく，間歇的なTPN投与を行う方法

サイクリックTPNとは
一般的なTPNの持続投与ではなく，間歇的にTPN投与を行う方法をサイクリックTPNと呼ぶようです[1]。組成は通常のものでよいかと思われます。

● サイクリックPNのメリット
① 小児においては腸管不全関連肝機能障害（IFALD）の予防，もしくは治療に効果があるといわれている。
② 小児においては成人レベルまで成熟していない未熟な肝臓に代謝的休止期を与えることができるといわれている。
③ 輸液休止期をおくことによって蓄積された栄養素の動員，利用をもたらし，

代謝面でより生理的で投与された栄養素を効率よく利用でき，肝機能障害の予防にも効果的である。
こんなサイトもありましたので，ご参考までに。

参考資料
（1）Neonatal Service Clinical Guideline内
　・Newborn Services Clinical Guideline：Neonatal Nutrition Guideline
　http://www.adhb.govt.nz/newborn/guidelines/nutrition/Nutrition.htm
（2）Medscape内
　・Fluid, Electrolyte, and Nutrition Management of the Newborn
　http://emedicine.medscape.com/article/976386-overview#aw2aab6c10

少しだけ調べてみますと，胆汁結石の出現を抑えるようですね[1]。

経静脈栄養による肝障害や胆汁鬱滞を回避するために使用する方法

サイクリックTPNとは

　お役に立てるかどうかわかりませんが，雑誌，静脈経腸栄養Vol27. No.5, 2012[2]にcyclic PNの説明があり，「静脈栄養中の肝障害に対する確立した治療法はないが，まずは適切な栄養浄化を行い，必要な投与熱量，栄養素の選択を行うことが大切である。栄養素の持続投与ではなく，間歇的投与を行う高カロリー輸液（cyclic PN）が有用との報告もある」と記載されており，静脈栄養中の肝障害に対する治療法の一つとして紹介されています。

　特に，血糖値の変動には十分に注意する必要があるようです。

　また，具体的な投与例として，「4時間ごとにTPN（糖濃度20％，アミノ酸濃度5％）とnon-TPN（糖濃度4.3％，アミノ酸濃度0％）を交互に投与」する方法が記載されていました。

　乳児のサイクリックTPNについて，自験例としての報告があります[3]。

　「新生児は3サイクル（TPN6時間-維持輸液2時間の8時間サイクルを3サイクル），乳児期以降は2サイクル（12時間ごと，TPN投与時間，休止時間は年齢によって異なる），長期のTPNを要する症例では，その後水分・栄養管理が安定すれば夜間のみTPN投与の1サイクルとしている。TPN開始後30分と終了前

30分は肝への負担を軽減させ、また急激な血糖値の変動を避けるために投与速度を半減させている」と記載がありました。

肝での栄養代謝の休止期を設け肝を保護する方法

サイクリックTPNとは

「小児の静脈栄養マニュアル」（メジカルビュー社）という書籍にサイクリックPNについての記載があり、腸管不全関連障害（IFALD）の予防と治療のために肝での栄養の代謝的休止期を設けるために行われるとなっています[4]。本書にはサイクリックPNの投与法についても掲載されているので、参考にはなるかと思います。そのなかで、実用の際の特に注意する必要がある点として、高カロリー輸液のon/offに伴う高血糖・低血糖の問題、高カロリー輸液投与時間短縮によるブドウ糖投与速度の増加などが挙げられていました。

当院のメニューについては、あくまで病院オリジナルのものなので他の施設に示せるものではないと医師に釘を刺されましたので、参考書籍の案内だけで失礼します。

質問者より

いろいろと教えていただき、ありがとうございます。
児は現在サイクリックTPN療法にて治療中です。

参考文献

1) Takehara H, et al: A new method of total parenteral nutrition for surgical neonates: it is possible that cyclic TPN prevents intrahepatic cholestasis. J Exp Med, 37(3-4):97-102, 1990.
2) 増本幸二, 他：新生児における栄養管理. 静脈経腸栄養, 27(5):1195-1201, 2012.
3) 武之内史子, 他：間歇的TPNと早期経腸栄養. 小児外科, 43(4):365-370, 2011.
4) 土岐 彰, 増本幸二：小児の静脈栄養マニュアル. メジカルビュー社, 2013.

Q19 ミトコンドリアレスキューについて

投与方法

Keyword ビタミン，急性脳症，代謝性疾患
2014年4月 #81

質問者
県立小児病院薬剤師

今回，代謝性疾患が疑われる脳症でのミトコンドリアレスキューについて教えていただきたくメールをいたしました。
当院ではミトコンドリアレスキューの投与量は，下記の千葉県こども病院モデル（1歳，10kg用）に準じています。

▼ Rp. ミトコンドリアレスキュー

フルスルチアミン（ビタミンB_1）	：100mg 分2～3
アスコルビン酸（ビタミンC）	：1g 分2～3
ビオチン（ビタミンH）	：5mg 分2～3
酢酸トコフェロール（ビタミンE）	：100mg 分2～3
ユビデカレノン（コエンザイムQ10）	：50mg 分2～3
カルニチン	：300mg 分2～3

当院では，急性脳症においても，同様のミトコンドリアレスキューを行っています。

 ミトコンドリアレスキューについて

　先生方の施設では，どのような投与設計でミトコンドリアレスキューが行われているかという点について，教えていただけたら大変ありがたいです。

投与方法

回答者A　❓ 当院でも行っています

❓ **ミトコンドリアレスキューについて**

当院でのミトコンドリアレスキューの投与量を紹介いたします。

▼ Rp. 代謝性疾患による脳症でのミトコンドリアレスキュー

```
ビタミンB₁   ：100～200 mg/day
ビタミンB₂   ：100～200 mg/day
ビタミンB₁₂  ：1～2 mg/day
ビタミンC    ：100 mg/kg/day
ビオチン     ：5～20 mg/day
カルニチン   ：50～100 mg/kg/day
（ビタミンCとカルニチンのみ体重あたりの投与量）
```

▼ Rp. 急性脳症による脳症でのミトコンドリアレスキュー

```
ビタミンB₁   ：100 mg/day
ビタミンB₆   ：20 mg/kg/day
カルニチン   ：30 mg/kg/day
                              10日間投与
```

回答者B　❓ 当院も基本的には千葉県こども病院モデルに準じています

❓ **ミトコンドリアレスキューについて**

当院も基本的に千葉県こども病院モデルです。10で割って/kgにしています。しかし，文献的にdoseの報告もあるので，諸説あるかもしれません。

「小児急性脳症診療ガイドライン2016」に「ミトコンドリア救済の治療」という項目があります。今はガイドラインがあるのでそれでレコメンドしていく形になるのでしょうか？

ミトコンドリアレスキューについて

解説

● **ミトコンドリア病とは**

　ミトコンドリア病とは，異常DNAをもつミトコンドリアにより体内のエネルギー産生が低下し，筋肉や臓器に機能障害が生じる難病である．ヒトの体内には複数のDNAをもつミトコンドリアが存在しており，異常DNAをもつミトコンドリアの比率が一定を超えると発症するとされており，その比率は細胞分裂により変動するため後天的にも発症しうる疾患である．ミトコンドリアは人体においてエネルギーとして欠かせないATP産生をつかさどる細胞内器官であり，ミトコンドリア病の症状は異常DNAの比率が高い複数臓器に出現し，脳卒中症状を伴うもの（MELAS），ミオクローヌスを伴うもの，脳症（Leigh脳症）を伴うものなどに大別される．

　ミトコンドリアでのATP産生は脂肪酸のβ酸化とクエン酸回路，電子伝達系を介して行われ，補酵素としてビタミンB_1，B_2，C，カルニチン，コエンザイムQ10などのビタミン類が必須となる．機能低下したこれらの回路を活性化する治療として，常用量より多くのビタミン類を補充する方法がとられている．

● **ミトコンドリアレスキューの実際とは**

　小児の急性脳症の背景に先天代謝異常症が疑われる場合には，ミトコンドリア機能を救済するために確定診断前から早期にミトコンドリアレスキュー（ミトコンドリア救済薬）が使用される．有効性は不明なものも多いが，一部の症例や特別な病態に有効例が報告されている（図）．

投与方法

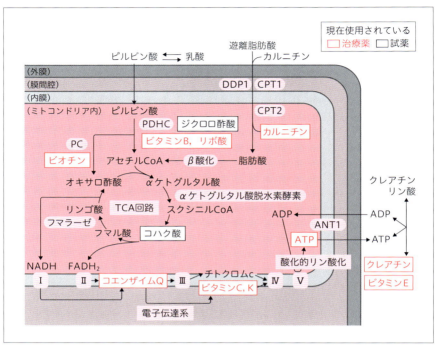

図　ミトコンドリア病の治療法（原因療法）
（後藤雄一，佐藤有希子：ミトコンドリア病ハンドブック．国立精神・神経医療研究センター病院遺伝カウンセリング室，p26，2012．）

参考文献

1) 後藤雄一，佐藤有希子：ミトコンドリア病ハンドブック．国立精神・神経医療研究センター病院遺伝カウンセリング室，2012．(http://www.nanbyou.or.jp/upload_files/mt_handbook.pdf)
2) 小児急性脳症診療ガイドライン策定委員会・編：小児急性脳症診療ガイドライン2016（日本小児神経学会・監）．診断と治療者，2016．(http://minds4.jcqhc.or.jp/minds/child-acute-encephalopathy/child-acute-encephalopathy.pdf)

Q20 エリキシル剤に含まれるアルコールの影響について

DI等情報

Keyword エリキシル, アルコール含有, 子どもへの影響, エタノール血中濃度, エタノール代謝能, ADH, 添加剤, 散剤

2016年8月 # 1075

質問者
私立病院薬剤師

教えていただきたいことがあります。

転院してきた月齢10カ月の患児に対してフェノバルビタールエリキシルが処方されていました。フェノバルビタールエリキシルは散剤を飲めない子ども用に作られた製剤ですが, 溶解補助剤としてエタノールが6.5％程度含まれています。エリキシル剤に含まれるアルコールによる発達や臓器への影響が心配です。

エリキシル剤の安全性は？

この患児への投与は10mL/日程度の量ですが, どのくらいの量であれば問題がないのか, また生後どれくらいから飲ませられるのかがわかりません。

メーカーは特に月齢何カ月から, という制限はないといっていました。これから脳が発達していく乳児ですので, そこに影響がないのかが心配です。

小児におけるエリキシル剤（アルコール）投与の安全性についての考え方を教えてください。

回答者A
製薬企業
製剤研究所職員

エタノールの血中濃度は0.125g/L以下にすべきという指針あり

エリキシル剤の安全性は？

確実なデータはありませんが, エタノールの血中濃度は0.125g/L以下にすべきという指針があります。

普段, 私は質問する側ですが, 今回は少し回答できるかもしれません。

DI 等情報

　アルコールの小児への毒性，非常に難しい問題ですね。私の調べた情報を記載します。あくまで現時点（2016年8月）で公開されている文献情報ではこうである，ということでご了承ください。今後小児治験などで新しい情報が出てくる可能性もあります。

● **小児におけるエタノールの許容量**

　エタノールの小児での許容量は，実はまだよくわかっていないのです。
　欧州医薬品審査庁（EMA），米国食品医薬品局（FDA），世界保健機関（WHO）が示すエタノール許容量を表に示します。
　まだ小さなお子さんですし，皆さん納得のいく判断ができるといいですね。

表　欧米におけるエタノールの摂取許容量の比較

発出元，発行年	エタノールとしての摂取許容量または製剤含量		最大許容エタノール血中濃度	その他の注意喚起
EMA, 2014〔医薬品に使用するエタノールに関する情報記載について (draftguidance)〕[2]	6歳未満	1〜6mg/kg/day	0.01g/L	・使用時には児を観察するなど，十分に注意する。 ・4時間以上間隔をあけ，十分に観察をする。 ・中枢神経への有害事象は，0.01〜1g/L（0.06〜0.6g/kg）で認められている。 ・中毒量は，血中濃度として1〜3g/L（0.6〜1.8g/kg）
	6〜12歳未満	6〜75mg/kg/day	0.125g/L	
	12歳以上	75mg/kg<	0.125g/L	
FDA, 1993（OTC薬の規則案）[3]	6歳未満児	0.5%（0.4g/product）	記載なし	
	6〜12歳未満	5%（4g/product）	記載なし	
	12歳以上	10%（7.9g/product）	記載なし	
France, 2007（医薬品添加物の規制案）[4]		5%を超えないこと（OTC薬）	0.125g/L	・3g/kgのエタノール摂取で，血中濃度が0.25g/Lに達する。 ・3g/kgのエタノール摂取で致死的な影響を及ぼす可能性がある ・中枢神経への影響は，10mg/Lで認められることがある。
WHO, 2010（小児用製剤の留意事項）[5]	記載なし	記載なし	0.1g/L	・1週間以上の継続投与の場合は安全性を考慮。慢性投与を控える。

〔文献2），3），4），5）より作成〕

エリキシルは避け，散剤への剤形変更

エリキシル剤の安全性は？

　当院では，エリキシル剤は好ましくないと考え，散剤への剤形変更を提案しています。

　エリキシル10 mL/日ということはフェノバルビタール40 mg/日でしょうか？

　散剤を飲めないようですがフェノバルビタール以外には何も服用していないのでしょうか？　栄養はどのように摂取されていますか？

　前の病院がエリキシル剤を選択した理由はわかりませんが，私なら散剤に切り替える方法を考えます。エリキシル剤は確かに甘みがついていますが子どもにとって美味しいとは思えません。他に散剤など服用されているのであれば，少量の水に懸濁してシリンジで投与も可能であるように思います。

エタノールの予測血中濃度が250 μg/mL以下であれば投与

エリキシル剤の安全性は？

　当院では，状況によってはエリキシルの投与は必要，投与量からエタノールの予測血中濃度を計算し250 μg/mL以下であることを確認して，投与しています。当院でもフェノバルビタールエリキシルを使用することが多いので，改めていろいろと文献を探していたので遅いレスになってしまいましたが，参考になればと思いメールします。

　今回はエタノールでの問題提起でしたが，プロピレングリコール，パラベンなどの防腐剤，サッカリンなどの甘味剤も本当に安全かと調べているうちに疑問になりました。

● エリキシル剤に含まれるアルコールについて

　Aさんの回答で議論の余地があることがわかりました。ありがとうございました。

　紹介された資料のなかにもありましたが，米国小児学会の見解は250 μg/mL以下ならば大丈夫，と受け取れます[1]。

● エタノールの分布容積から計算した血中濃度

エタノールの分布容積は 0.6 L/kg ということで計算してもらえば，提示された症例でのエタノールの血中濃度は低いことがわかると思います．A さんの回答で提示されたフランスの 125 μg/mL という血中濃度と比べても低い値です．

例

10 mL/day フェノバール ⇒ 0.65 mL/day エタノール（≒ 0.52 g/day）

体重を 10 kg（10 カ月齢）とすると，エタノールの推定血中濃度は

$0.52 \div (0.6 \times 10) = 0.087\,\text{g/L}$

となる．

ただし，影響は小さいと考えられるが，個人差が大きく，年齢も小さいため本推定式も懐疑的である（フランス当局の文書では，12 kg 以上の小児に本式があてはめられるとの記載あり）．

● 海外でのエタノール含有製剤

海外ではエタノール含有製剤にフロセミドやラニチジンなどもあるようですが，低血糖，中枢神経系への影響に気をつけなさいと書いてありました．

● エリキシル剤と散剤について

添付文書では，両製剤とも AUC は同じですが，実際の現場ではどうでしょう．散剤は調剤や与薬時にロスがあると思いませんか？ エリキシル剤のほうが簡便で，正確で，投与量の誤差は少ないような気がします．実際，同じ血中濃度を得るのに体重当たりの投与量が散剤のほうで多いことが私たちの病院では明らかになっています．

以上をふまえて，現状ではエタノール予測血中濃度が 250 μg/mL 以下になるようにと考えています．エタノール代謝に必要な ADH の活性は 9 日〜 2 カ月で現れ，5 歳で成人レベルだそうで，それに加え，ADH にも遺伝子多型があるので，観察は必要だと思っています．

質問者より

情報をありがとうございました．EMA の情報などは，まったく知りませんでしたのでとても興味深いものでした．小児で実際にエタノールを服用させる臨

Q20 エリキシル剤に含まれるアルコールの影響について

床試験ができるわけではないので，なかなか難しいのでしょう。

メールを書いた段階ではこの児の詳細がまったくわからず，医師から「前の病院で処方されていたので，在庫を置いてほしい」と言われた段階でした。

前の処方を見ると，ダントリウム（脱カプセル）なども処方されていますので，散剤に変えるという方法もあると思います。

教えていただいた情報を当院医師にも見てもらい検討したいと思います。

ありがとうございました。メーリングリストに書いてみてよかったと思いました。

 回答者Bより

後日

その後いかがなりましたか？

実はうちの施設でも他院から紹介の患児（4歳）がフェノバルビタールエリキシル（40mg/日）を服用していました。

他に散剤を服用しているので散剤への切り替えを提案したところ

①フェノバルビタールエリキシルがよくないという話は今まで聞いたことがない

②きちんとしたエビデンスがないと他院からの紹介の処方を変更することはできない

③経鼻チューブからの投与なので水剤の方が楽

という理由であえなく撃沈。フェノバルビタールエリキシルの継続となっています。Aさんからいただいたデータもお示ししたのですが変更とはなりませんでした。無力感を味わっています。エリキシルから散剤へ変更したときの肝機能，発作状況の変化，睡眠状態など臨床のデータをわれわれ薬剤師が出さないといけないことを痛感しました。

参考文献

1) Ethanol in liquid preparations intended for children. Pediatrics, 73 (3): 405-407, 1984.
2) Questions and answers on ethanol in the context of the revision of the guideline on 'Excipients in the label and package leaflet of medical products for human use' (CPMP/463/00)
3) Over-the-Counter Drug Products intended for oral ingestion that contain alcohol, department of health and human services
4) Avis sur le seuil d'éthanol dans les solutions buvables administrées à l'enfant
5) Pharmaceutical excipients, overview including considerations for paediatric dosing.

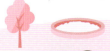   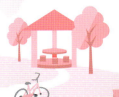

Q21 シクロスポリン内用液少量投与について

Keyword シクロスポリン，内服困難，賦形，払い出し，小分け容器，計量ピペット

2014年8月#145，7月#130

質問者 1：薬局薬剤師
質問者 2：大学病院薬剤師

シクロスポリン内用液の調剤について教えてください。
シクロスポリン内用液1日0.4mL　分2　30日分　の処方についてです。

? 1　小分けまたは50mLボトルで払い出し？

ボトル開封後は8週間安定とのことですが，50mLボトルを1本払い出しとし，そのたびに残薬破棄として調剤されますか？　それとも別の容器に小分けにして調剤されますか？

? 2　少量投与の場合賦形する？

服用量が少量ですが，賦形調剤を行ったほうがよいでしょうか？　その場合，賦形剤には何を用いますか？

? 3　服薬上の工夫は？

味が悪いようですが，服用方法として，オレンジジュースに混ぜて飲んでもらうよう提案してもよいのでしょうか？

? 4　1回服用量が0.1mL未満の場合の賦形について

1回量が0.1mL未満の場合（シリンジでの目盛りがなくなる）に計量誤差を少なくするために賦形はできないかと医師より相談がありました。

メーカー資料によると，単シロップによる賦形は分離してしまうが蒸留水では30日後までの含量は保てているようでした。

しかし，味覚の問題のためにオレンジジュースなどで用時希釈して服用させる報告はあるが，調剤時に蒸留水を用いて賦形しているといったような話は聞かれないとのことでした。

小児薬物療法研究会の先生のみなさま方にアドバイスいただけたらと思いメールさせていただきました。ご回答よろしくお願いします。

Q21 シクロスポリン内用液少量投与について

回答者A 調剤薬局薬剤師

? 1 メーカー専用の小分けの瓶を使用
? 2 賦形なし

? 1 小分けまたは50mLボトルで払い出し？

以前調剤をしたときは，メーカーから専用の小分けの瓶と計量ピペットをもらい調剤しました。一度，メーカーに連絡を取られたらいかがでしょうか？

専用ピペットも0.5～4.0mLが秤取できる太いものと0.1～1.0mLが秤取できる細いものとの2種類があるので，一度，両方もらって確認してみてください。

? 2 少量投与の場合賦形する？

賦形については，原液での調剤が基本だと理解しております。

回答者B 総合病院薬剤師

? 1 50mLボトルで払い出しできるように処方日数を調整してもらう

? 1 小分けまたは50mLボトルで払い出し？

当施設は原液で小分けせずに，医師に1本で処方できるように処方日数の調整をお願いしています。開封後8週を超える場合は，残薬破棄の説明書を付けていました。

そのため1日0.4mL　分2であれば日数を56日分として処方してもらい，日数分服用したら残薬は破棄するよう指導しております。

回答者C 県立総合病院薬剤師

? 1 小分けをせずに50mL包装のまま払い出し
? 3 シクロスポリン服用後ジュースを飲ませる

? 1 小分けまたは50mLボトルで払い出し？

当施設では原液で小分けをせずに50mL包装のまま払い出しております。確かに，メーカーから小分けの瓶を無償で提供してもらえるようです。

当施設は小児腎臓科があるためシクロスポリン内用液の処方頻度が高いです。処方に関しては全量1瓶にしていただき，用法指示は1日○○回　1回○○mLと専用のものを作って対応しています。1回量が少ない場合は調剤時にスポイト

を小児用のものと差し替えています。

❓ ❸ 服薬上の工夫は？

また服用に関してですが，そのまま頑張って飲んでくれる患児が大半です。どうしても嫌がる場合は，シクロスポリンを飲ませてその後に口直しでジュースを飲ませています。

小児腎臓科ではシクロスポリンを服用する患児はすでにステロイドを服用しているケースが多いので，ステロイドが飲めている患児は抵抗なく飲めています。

少しでも参考になればと思います。

回答者D
大学病院薬剤師

❓ ❶ 通常の水薬プラボトルに調剤

❓ ❶ 小分けまたは50 mLボトルで払い出し？

当施設ではこれまで他の内用水剤と同様に，通常の水薬プラボトルに調剤し，メーカー提供のシリンジを添付して調剤しておりました。小分けの瓶があるとの情報が得られたので，現在専用の小分け瓶を使用する内規に変更する方向で検討しているところです。

当施設ではシクロスポリン内用液の処方が多く出るのですが処方は最低1回分から（最高4日分まで）と小刻みに処方されるため，1本単位での調剤ができる施設とはかなり状況が異なるかなと考えております。

● **貯法のヒント**

メーカーからの情報ではネオーラル®内用液自体は遮光保存ではなく，ポリプロピレン製の水薬ボトルにも吸着はしないということでした。

● **小分け提供のメリット／デメリット**

メーカー提供の小分けの瓶に変更することのメリットは中栓がついていることによる与薬時の利便性向上と，与薬時のロスが減るという点が考えられます。

デメリットとしては，メーカー提供の小分け瓶には目盛りがないため鑑査時に全量がわかりづらい，調剤時の煩雑さが増す可能性がある，瓶が不足したときの対応を検討しておく必要がある点が考えられます。

Q21　シクロスポリン内用液少量投与について

回答者E
大学病院薬剤師

1. 未開封包装（50mLボトル）のまま払い出して，開封後8週を超えた残薬は破棄
2. 賦形せず原液で調剤
3. 混ぜて飲めない場合は，原液シクロスポリン服用後にジュースを飲ませる
4. 原則賦形なしが好ましい

1　小分けまたは50mLボトルで払い出し？

当施設では原液で未開封包装（50mLボトル）のまま払い出しており，開封後8週を超えた残薬は破棄としています。

メーカーから小分けの瓶を無償で提供してもらえると聞いてはおりますが，現在の方法がどのような経緯で決まったかまではわかりません。

先程の回答でもありましたとおり，シクロスポリン内用液はメーカーから小分けの瓶と小児用のシリンジを提供してもらうことができます。

2　少量投与の場合賦形する？

賦形については，原液で調剤されるのがよろしいかと思います。小児用のシリンジは0.1mL刻みの1mLのシリンジですので，今回の1回量はそのシリンジで量り取ることは可能です。

3　服薬上の工夫は？

飲ませ方についてですが，オレンジジュースやリンゴジュースを混ぜて飲ませる方法が記載されております。私の個人的な印象ですが，ジュースに混ぜてもシクロスポリンの味が勝ち，まずいと思う患児もいるようです。混ぜて飲めるようならそれでよいかと思いますが，そのまま飲ませてその後，口直しでジュースを飲ませている方もいます。

4　1回服用量が0.1mL未満の場合の賦形について

当院にあったメーカー資料によりますと，内用液希釈後の薬物動態は検討していないとのことでした。また，本剤は水に分散することでマイクロエマルジョンを形成するため，予製は避けるよう記載がありました。ただし，投与量が少ない，または味のマスキングのための用時希釈では問題となるほどの製剤学的変化はないと考えられるとありました。

患児背景がわかりませんが，細粒に振り返ることは難しいでしょうか？

シクロスポリン内用液の調剤方法や小児用のピペットや小分けの瓶について

は，添付文書に記載されてもいないので，その存在を知る機会がないのではと常々思っていました．少ない包装単位の検討や，それが困難であれば対処方法を広くアナウンスしてもらえたらと，機会があるたびにメーカーにもお話ししてはいます．これまでにも同じように悩んでる方が多くいらっしゃると思います．

質問者1より

多くのご施設から貴重な情報をありがとうございました．

早速小分けの瓶とシリンジをわけてもらうようメーカーへ連絡したいと思います．8週間以内に使用しきる用量であれば1瓶単位の調剤でも廃棄がなくよいですね．賦形も行わず原液のまま払い出すことにします．

口直し程度にジュースなど用意しておいていただければ，まぜものなどで味の工夫はしなくても飲めるお子さんが多いようですね．

大変参考になりました．これからもよろしくお願いします．

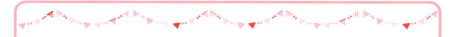

コラム10　このお薬ってどんな味？

　服用困難を示す要因の一つとして薬剤の味の問題があるが，患者が服用している薬の味やにおいを確認している医療従事者は意外と少ない．医療従事者が薬剤の味の問題を把握していないと服用困難感の理由が薬剤の味であることに気づかず，適確な服薬支援や対策ができず，服用アドヒアランスの不良がいつまでも改善されないことになる．

　抗菌薬など，小児が比較的よく服用する薬剤については，口に含んだときに苦味やにおいが出ないような製剤工夫がされている．しかし，シクロスポリン内用液や錠剤を粉砕したときの味，においなどには，味に対する製剤的工夫はなされていないことが多い．

　医療従事者も，薬剤の味やにおいについての情報を収集し，味の心配をせずに安心して投与ができるよう，できる限り事前に対策する必要がある．

経口抗がん薬などの調剤時の注意点

Keyword 抗がん薬曝露対策，環境面，対象薬
2015年1月 #235

質問者
大学病院薬剤師

曝露の危険がある内服薬（抗がん薬など）の曝露防止策について質問があります。
抗がん薬などの曝露防止策は各施設でさまざまな対策が練られていると思います。
先生方のご施設では以下についてどのようにされているのか教えてください。

1 経口抗がん薬などの調剤時の曝露対策について

曝露の危険のある薬剤をどのような環境で調剤されていますか？
たとえばロイケリン®散（メルカプトプリン水和物）は，専用の集塵装置付きの小部屋で分包を行っている，もしくは分包機のみ専用の物を使いマスク・手袋だけで調剤するなど。

2 粉砕や脱カプセルをする薬剤は？

曝露の危険がある薬剤のうち，どの粉砕や脱カプセルの対象としていますか？
たとえば，アルケラン®錠（メルファラン），メソトレキセート®錠（メトトレキサート），テモダール®カプセル（テモゾロミド），ベプシドカプセル®（エトポシド）など。

3 用量調節のための粉砕は？

メソトレキセート®錠やバリキサ®錠（バルガンシクロビル塩酸塩）は用量調節のための粉砕をされていますか？
たくさん質問いたしましたが，ご紹介いただければ幸いです。

> ① 秤量は安全キャビネット内，分包は通常の自動分包機
> ② 抗がん薬や催奇形性報告のある薬剤も粉砕，脱カプしている
> ④ メソトレキセート®錠やバリキサ®錠などは行っている

回答者A 県立小児病院 薬剤師

① 経口抗がん薬などの調剤時の曝露対策について

秤量は専用の安全キャビネット内で行い，以降の分包は通常の自動分包機を使用しています。

ロイケリン®散の周辺への飛散および分包機内の残存については，第24回日本医療薬学会年会にて発表させていただきました[1]。ご興味があればご一読ください。

② 粉砕や脱カプセルをする薬剤は？

対象薬は，ロイケリン®散，メソトレキセート®錠などの抗がん薬，および催奇形性の報告のあるバリキサ®錠も対象としています。

③ 用量調節のための粉砕は？

メソトレキセート®錠やバリキサ®錠も用量調節や，錠剤での服用ができない患児のために粉砕調剤を行っています。

質問者より

お返事ありがとうございます。参考文献を確認させていただこうと思います。また何かあれば教えてください。

参考文献

1) 永井浩章，他：散薬抗がん剤による環境汚染対策 ― 飛散防止と散薬分包機清掃法の検討 ―．第24回日本医療薬学会年会　要旨集，suppl.1:442-442, 2014.

Q23 トレチノインカプセルの懸濁方法について

調 剤　服薬指導　投与方法

Keyword　トレチノイン，牛乳，懸濁，抗がん薬曝露対策
2015年2月 #259

質問者
私立病院薬剤師

当院において，急性前骨髄性白血病（APL）を発症した患児の治療を行っております。
治療の中心となるトレチノインカプセルについて，カプセルの嚥下が困難な患児であるため，牛乳にトレチノインカプセルを入れ懸濁して内服しています。トレチノインカプセルは催奇形性リスクがあり，リスク分類はⅡ[1]に指定されていますが，懸濁および投与は看護師が行っています。

トレチノインカプセルの懸濁法は

　メーカーにも問い合わせをしましたが，飛散性のデータはなく安定性も分かっていないとのことです。
症例が少なく相談できる施設が近隣にないため，もしトレチノインカプセルの懸濁を行っている施設がありましたら教えてください。

回答者A
県立小児病院
薬剤師

37℃の牛乳で懸濁，カプセル殻も残さず飲む

トレチノインカプセルの懸濁法は？

　当院でもトレチノインカプセルが内服できない患児においては，37℃ほどに温めた牛乳にトレチノインカプセル入れて懸濁し，カプセルの殻も残さず内服するよう指導しています。

　注意点として以下の3点を投与者（看護師，患児家族）に説明しています。
①調製者は手袋，マスクを着用する

②皮膚についた場合，速やかに洗い流すこと
③飲み終えた紙コップは袋に入れて捨てるなど，他人が触れない形で廃棄すること

看護師はビニールエプロンもしていることもあるようです。

メルカプトプリン散，テモゾロミドカプセルの懸濁などでも，飛散対策として上記3点を同じように説明しています。

しかしながら，曝露対策を患児家族に強く説明しすぎると，「そんなに危険な薬を子どもに飲ませても本当に大丈夫？」と不安にさせてしまうこともあるので，怖がらせすぎないように話をしています。

これらの対策で完全に曝露を防止することはできていないと思いますが，要求が高すぎると家での内服が困難になるため，どこまでやってもらうかは難しく感じています。

回答者B
県立病院薬剤師

? 投薬瓶に牛乳30mLと少量の食用油をいれて懸濁

? トレチノインカプセルの懸濁法は？

やはりトレチノインカプセルは手ごわいですね。

当院でも，牛乳懸濁しています。30mLの投薬瓶にトレチノインと牛乳をいれて，ふたをして湯煎します。しばらく放置してから振るとカプセル殻もすべて溶け，イチゴ牛乳のような色になります。この方法であれば外に飛散しないので安心して溶解できます。

トレチノインの油分が若干容器にはりついてしまうので，最終的に病棟担当の栄養士をまきこんで食用油を少量追加してみることにしました。

これでよく回収できるようになりました。

基本的に上記の方法で母親が溶解して服薬させています。母親ができないときは薬剤師や看護師が代わりに溶解します。母親がこぼしたり手に付着したりしたようなことはあまりないですが，服薬させた後はよく手を洗ってもらっています。投薬瓶はふたをして捨てます。

メルカプトプリンについても，手についた薬剤をきちんと洗い流してもらうことで，過度に心配する必要がないことを初回に説明しています。過去にゴーグ

トレチノインカプセルの懸濁方法について

ル・マスク・グローブ姿で児に与薬している母がいて他の患児の母たちがそんな危険な薬?! と大騒動になりました.

苦肉の策で当院ではこんな風にしていますが,コップなどで懸濁するとトレチノインの中身が壁にはりつきませんか? そのあたりをまた教えてください.できれば牛乳だけでうまくいけばいいなと常々思っています.

そして,トレチノインシロップがあればと切望する日々です.

参考文献

1) 遠藤一司,加藤裕久,濱 敏弘,他:抗悪性腫瘍剤の院内取扱い指針 抗がん薬調製マニュアル 第3版(日本病院薬剤師会・監),じほう,pp330-331, 2014.

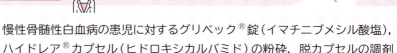

Q24 経口抗がん薬を服用しやすくするための調剤方法

Keyword 慢性骨髄性白血病，イマチニブ，グリベック，ヒドロキシカルバミド，ハイドレア，粉砕，脱カプセル，簡易懸濁法

2014年4月#74

質問者
大学病院薬剤師

慢性骨髄性白血病の患児に対するグリベック®錠（イマチニブメシル酸塩），ハイドレア®カプセル（ヒドロキシカルバミド）の粉砕，脱カプセルの調剤方法について教えてください。

患児は3歳で錠剤やカプセルの内服が不可能なため，粉砕での調剤となりました。

製薬会社に確認したところ，ハイドレア®は脱カプセルで調剤した報告が海外であるとのことですが，両剤ともに簡易懸濁法による安全性のデータはありません。

当院にはパイルパッカーはないため，ドラフト内でグリベック®錠粉砕やハイドレア®カプセルの脱カプセルを行い，薬包紙に包み交付しました。

曝露などの問題から今後のグリベック®錠やハイドレア®カプセルの調剤方法について検討しています。

皆さんの施設では以下の点についてどのように対応されていますか？

❓1 グリベック®やハイドレア®の粉砕・脱カプの有無

❓2 小児の経口抗がん薬内服不可時の調剤法

その他の小児に対して使用する抗がん薬についても，錠剤内服不可の場合どのように調剤していますか？

Q24 経口抗がん薬を服用しやすくするための調剤方法

回答者A 市立病院薬剤師

? 1　グリベック®は半割して簡易懸濁法
? 2　投与者（母親），調剤者の被曝を考慮して簡易懸濁法がよいのでは

? 1　グリベック®やハイドレア®の粉砕・脱カプの有無

簡易懸濁法がいいと思います。当院ではグリベック®錠に関しては55℃の温湯でそのままでは10分放置しても溶けないので，半割して表面積を増やして懸濁させています。ハイドレア®カプセルはそのままでも55℃の温湯10分間で懸濁できると思います。

ただし，安全性や効果に関して調査して導入しているわけではないので保証はできません。

? 2　小児の経口抗がん薬内服不可時の調剤法

小児においてはコンプライアンスの観点からスタッフではなく母親が飲ませることが多いと思います。そして母親の年齢も妊娠可能年齢であることから粉にしてしまうことで，分包紙を開封した際に飛散して被曝するリスクを考慮すると簡易懸濁法がいいと思います。また調剤するスタッフ側の被曝を考慮しても簡易懸濁法がいいのではと思います。

回答者B 総合病院薬剤師

? 1　粉砕調剤の経験なし
? 2　物理化学的に大丈夫そうであれば簡易懸濁法

? 1　グリベック®やハイドレア®の粉砕・脱カプの有無

グリベック®錠，ハイドレア®カプセルの粉砕・脱カプセルによる調剤方法については，申し訳ありませんが，私のほうでも手持ちのデータがございません。

? 2　小児の経口抗がん薬内服不可時の調剤法

私が判断している基準は，胃酸と温度に対する安定性を用いて評価し，物理化学的に大丈夫（安定）そうであれば，とりあえず懸濁してみます。ある程度，分散するようであれば，それで対応（投与）するようにしております。

また，粉砕による散薬への調剤は，曝露のリスクからできる限り減らすようにしております。

そのため，1錠単位でない服用量は，懸濁後に必要量を投与するといった方法

をとったりしております。ただ、この方法は、誤投与のリスクもあるため、注意が必要です。

? 1 簡易懸濁法での検討例はあり

? 1 グリベック®やハイドレア®の粉砕・脱カプの有無

結局患児自ら錠剤をチャレンジし内服できたことで実際には行わなかったのですが、以前にグリベック®錠を内服できない患児への対応を検討したことがあります。私も簡易懸濁がよいと思います。

グリベック®錠のインタビューフォームの「XII.参考資料」に、米国添付文書が掲載されています[1]。

米国添付文書では「錠剤を飲み込むことのできない患者では、錠剤をグラス一杯の水もしくはリンゴジュースに混ぜて分散させてもよい。必要数の錠剤を、適切な容量(100 mg錠に対しては約50 mL、および400 mg錠に対しては200 mL)の飲物に入れ、スプーンでかき混ぜること。懸濁液は錠剤が完全に崩壊した後、速やかに投与すべきである」との記載があります。

ハイドレア®については、資料を持ち合わせておりません。

お役にたてるかどうかわかりませんが、何かの参考になれば幸いです。

 質問者より

グリベック®は大変強い苦味があり、錠剤1/4分割でコンデンスミルクに混ぜて試みたのですが、患児が薬を飲みこむことができず無意識に噛んでしまい、錠剤投与は不可となりました。

最終的には、患児は3歳ですが本人にとても重要な薬であることを何回も説明し、溶解したグリベック®をチューブのチョコミルクに混ぜ、服用させることができました。

ハイドレア®に関しては、ゼリーに混ぜて服用することができました。

皆様の貴重なご意見のおかげです。ありがとうございました。

経口抗がん薬を服用しやすくするための調剤方法

参考文献
1) ノバルティスファーマ株式会社:米国の添付文書(2017年4月改訂):グリベック錠100mg,インタビューフォーム(第12版,2017年7月改訂)

服薬指導　服薬支援　投与方法　DI等情報

Q25 保護者がテモゾロミド，シクロホスファミドを投与する際の注意点

Keyword　テモゾロミド，抗がん薬曝露対策，食品と混合
2014年1月＃35，2015年1月＃235

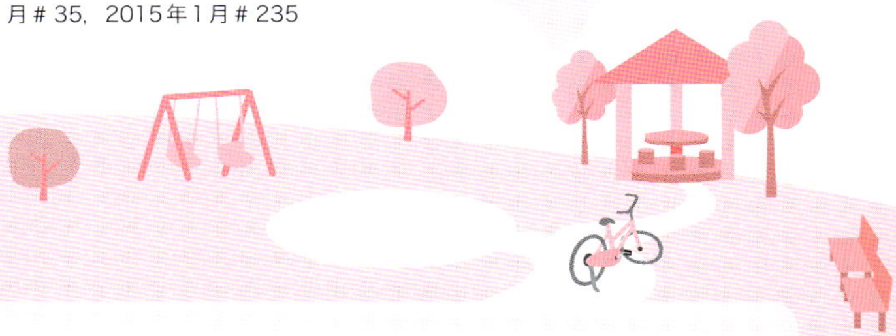

質問者 1
大学病院薬剤師

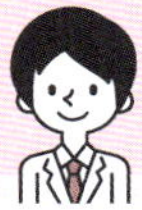

今まで当院のテモゾロミド内服例は５歳くらいの小児でしたので，テモゾロミドカプセルを内服させる際はコップでカプセルを溶解した後に好きな酸性飲料水を加えて服用してもらっていました。
今回１歳未満の乳児で，上記方法では溶解量が多くなって服用できないため，酸性・味・溶媒量を考慮しお湯に酸性の濃縮「ほっとレモン」を数滴加えたもの８mL程度を使用し，シリンジ内で溶解して飲ませてみました。
現在は服用量が２カプセル（40mg）なので少し時間をかけてなんとか服用してもらえましたが今後４カプセル（80mg）まで増量予定なのでそれだけを溶解できる量を服用できるか心配です。
お母さんから，「中身の被曝の問題は開ける人の問題なんでしょ？」，「自分だけだったら開けて飲ませてもいい？」と聞かれました。そこで，以下の点について教えてください

1　乳児，年少児でのテモゾロミドカプセルの内服方法

2　保護者が投与する際の注意点

たとえば，服用時に使用したコップなどの廃棄方法など。

3　シクロホスファミド錠の内服方法

この他，シクロホスファミド錠の投与方法はどうされていますか？
シクロホスファミドには強い残留性があり，シクロホスファミド錠のヒート包装にも汚染があるという報告を学会発表で知りました。錠剤内服後は手洗いを指導する必要があるでしょうか？
みなさまのご意見とアイディアを貸していただければと思います。
よろしくおねがいします。

Q25 保護者がテモゾロミド，シクロホスファミドを投与する際の注意点

回答者A　大学病院薬剤師

? 1　リンゴジュース10 mL程度で溶解可能，注射薬への切り替え検討
? 2　保護者・調剤者の曝露を防ぐため抗がん薬の粉砕・脱カプせず

? 1　乳児，年少児でのテモゾロミドカプセルの内服方法

テモゾロミドカプセルの乳児への投与方法は，よくやられている方法ですが曝露をできるだけ少なくするためにカプセルは外さず，紙コップでリンゴジュースにカプセルを溶解する方法[1]をとっておりました。

当院の事例では乳児はいなかったので，参考になるようなアイデアは持ち合わせていなく申し訳ありませんが，20 mgカプセル4個を10 mLほどのリンゴジュースで溶かして飲ませることもありましたので，飲みきれないほどの溶媒量とはならないのではないでしょうか。

当院では小児に対してテモゾロミドを投与するレジメンは，入院で行うものは注射剤に変更されている場合もあります。もし可能であれば注射剤に切り替えるのもよろしいかと思います。

? 2　保護者が投与する際の注意点

テモゾロミドカプセルに限らず抗がん薬の内服の介助は，曝露の面を考えるとよく苦労をしております。当院では抗がん薬の粉砕や脱カプセルは原則行っておりませんが，抗がん薬の粉砕や脱カプセルについては施設によってもさまざまな考え方があるかと思います。

よいアイディアがございましたら，私も今後の参考とさせていただきたいので，よろしくお願いいたします。

テモゾロミドカプセルの溶解後安定性の報告

参考までに，テモゾロミドカプセルの溶解後の安定性などについては，報告がありますので紹介します（**参考資料**参照）。

参考資料
(1) 新宮とし子，他：30-C1-09-1 テモゾロミドの簡易懸濁液中における安定性について．第17回日本医療薬学会年回講演要旨集, suppl.1：211-211, 2007.
(2) 水野知行，他：30-C1-09-2 小児脳腫瘍患者のコンプライアンス向上を目指したテモゾロミドの投与方法に関する検討．第17回日本医療薬学会年回講演要旨集, suppl.1：211-211, 2007.
(3) 古俵孝明，他：新規抗悪性腫瘍薬テモゾロミドのカプセル開封後の溶液中での安定性に関する評価．YAKUGAKU ZASSHI, 129 (3)：353-357, 2009.

服薬指導　服薬支援　投与方法　DI等情報

回答者B
県立小児病院
薬剤師

1. 酸性飲料で溶かして服用
2. 脱カプセず，使い捨てのコップなどを使用するよう指導
3. 最近服用後の手洗いを推奨

1　乳児，年少児でのテモゾロミドカプセルの内服方法

テモゾロミドカプセルは，酸性溶液中では安定であるとのデータ[2]をもとに，37℃に温めた酸性飲料内（リンゴジュース）でカプセルを溶かして[1]，カプセルのガラも残さず服用するよう指導しています。

2　保護者が投与する際の注意点

酸性飲料に溶かして服用するよう指導しており，脱カプセルはしないように伝えています。自宅での服用では，使い捨てのコップ，割り箸などを使用し，使用後は袋に入れて捨てること，取り扱う際は，手袋・マスクを着用するよう説明しています。

3　シクロホスファミド錠の内服方法

シクロホスファミド錠は，PTPシートの内側でのシクロホスファミドが検出され，一部ロットではPTPシートの外側でもシクロホスファミドの付着が確認されたとの報告[2]もありました。当院では手洗いの対策を行っていなかったので，手洗いの話は参考にさせていただきます。

質問者より

お返事ありがとうございます。

テモゾロミドカプセルの溶媒については，当院の小児科の子はレモンティーをよく好んだりします。

今回の乳児の相談例は，緩和的治療の段階なので，できるだけ自宅での服用との方針になっています。注射薬へ変更してまでの治療継続は難しいと思われます。

4カプセル全量が飲めなくなった場合は，その投与法でよいというエビデンスになるようなものが手元にはないのですが，「1日2回の分服に変更する」，「用量と日程を変更する」などをドクターと検討するしかないのかなと考えていると

保護者がテモゾロミド,シクロホスファミドを投与する際の注意点

ころです.

またなにかありましたらよろしくお願いします.

参考文献

1) 山口文雄,漆原美穂,城戸法子,寺本 明:テモゾロミド胃管投与法.脳神経外科速報,17(4):487-490, 2007.
2) Denny BJ, Wheelhouse RT, Stevens MF, et al: NMR and molecular modeling investigation of the mechanism of activation of the antitumor drug temozolomide and its interaction with DNA. Biochemistry, 33 (31):9045-9051, 1994.
3) 花田貴惠,他:28-P4PM-092 揮発性抗がん剤内服薬シクロホスファミドによる外装汚染とその防止方法の検討.第24回日本医療薬学会年会 要旨集, suppl.1:442-442, 2014.

Q26 シクロホスファミド内服の在宅管理について

調剤　DI等情報

Keyword　シクロホスファミド，曝露対策，懸濁，水剤瓶，小分け
2014年7月#133

質問者
大学病院薬剤師

シクロホスファミド内服の自宅管理について教えてください。
急速進行性糸球体腎炎（RPGN）で，先日よりシクロホスファミド原末の内服を開始し，来週から自宅で管理することになる患児がいます。1日2回服用しているのですが，入院中はスタッフの被曝を避けるため，安全キャビネットで単シロップと1回量のシクロホスファミドを分注し，1回内服分を水剤瓶1本で払い出し，患児はそのまま服用しています。

❓ 在宅管理によい調製方法とは

　在宅治療に移行するにあたり，どのような調製方法で渡すのがよいでしょうか？
　治療は12週間連日投与の予定です。添付文書より調製後4週間は保存できるということで，外来の際は4週間分（水剤瓶56本）を一度に調製する方法を検討しています。
シクロホスファミドの内服で自宅管理をどのように調製・指導しているか，経験のある先生がいらっしゃいましたら，教えてください。

回答者A
大学病院
薬剤師

❓ シクロホスファミド錠剤を水剤瓶で簡易懸濁

❓ 在宅管理によい調製方法とは

当院でシクロホスファミド錠を簡易懸濁して投与を行いました。
水薬ボトルに常温水を20mL程度入れ，それにシクロホスファミド錠50mgを

Q26 シクロホスファミド内服の在宅管理について

1錠入れてふたをして振とうすると10分～15分程度で懸濁液となります。

　原末を溶解して分注する方法は服用時にシクロホスファミドの揮発による投与者の曝露や溶解残液の管理上の問題などがありますし，この方法であれば安全キャビネットのない保険薬局でも調剤が可能と思われます。

 質問者より

大変参考になるご意見をいただき，ありがとうございます。

　錠剤は粉砕するというだけでなく，ボトルでの溶解という手法，非常に参考になりました。やはり薬剤師や保護者がいかに曝露をしないかが問題ですね。

　今回の退院ではシクロホスファミド原末100mgを1回1本（1日2本）として服用日数を調節する方法で払い出すこととなりました。

　お忙しいなか貴重なご意見をいただきありがとうございます。

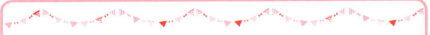

コラム11　シクロホスファミドの揮発性と曝露問題

　シクロホスファミドに関して，揮発による危険性が懸念されている。シクロホスファミドが23℃および37℃で揮発していることを示唆する結果はこれまでに報告されている。そのため，内服薬を簡易懸濁法により投与する際にも揮発性の問題を考慮する必要がある。

　また，PTPシートの外側にもシクロホスファミドが検出されたとの報告があることから，調剤時の取り扱いにも注意が必要である。

乳児喘息に対するステロイド静注の投与方法について

Keyword 気管支喘息，コハク酸アレルギー，牛乳アレルギー
2014年4月 #70

質問者
総合病院薬剤師

小児喘息急性発作時におけるステロイドの投与方法についておうかがいしたくメールさせていただきました。
小児気管支喘息治療・管理ガイドライン2013においてステロイド静注は「10分程度かけて静注又は30分程度かけて点滴静注」[1]との記載があります。
しかし，当院では今まで急速静注での投与を行っておりました。
医師にシリンジポンプの使用を提案したところ，喘息患児の入院が重なるとシリンジポンプの数が不足するため難しいとのことでした。

❓1 喘息発作にステロイド急速静注をしている？
先生方のご施設では，喘息発作に対するステロイド投与を急速静注で行っていますか？

❓2 緩徐に静注または点滴静注の根拠は？
「10分程度かけて静注または30分程度かけて点滴静注」とする根拠はあるのでしょうか？
以上をお聞きしたいです。

回答者A
大学病院薬剤師

❓1 シリンジポンプから急速静注に切り替えた
❓2 中等量以上の急速投与で副作用の報告があるため？

❓1 喘息発作にステロイド急速静注をしている？
当院では以前まで気管支喘息発作に対するメチルプレドニゾロンは生食10〜

Q27 乳児喘息に対するステロイド静注の投与方法について

20mLに溶解してシリンジポンプで30分かけて投与しておりましたが，看護師による急速静注投与の手技が導入されてから急速静注が一般的になっています。

投与方法を切り替えて半年ほど経ちますが，効果と有害事象に変化はあまりない印象です。

❓② 緩徐に静注または点滴静注の根拠は？

メチルプレドニゾロンの投与時間については中等量～高用量（2mg/kg～）を短時間で投与することで不整脈や血圧低下，突然死のリスクがあるという記載がありました[2]。喘息発作で投与される1mg/kgの用量でどの程度急速静注による有害事象がみられるのかはわかりませんが，このような背景も考慮されているのではないでしょうか。

① シリンジポンプまたは急速静注で行っている
② コハク酸や乳糖によるアレルギーのリスクが上昇するため

❓① 喘息発作にステロイド急速静注をしている？

当院でもメチルプレドニゾロン静注はシリンジポンプを使うこともありますが，ゆっくり静注が多いようです。

❓② 緩徐に静注または点滴静注の根拠は？

小児気管支喘息治療・管理ガイドラインに触れられている「ステロイド過敏症」ですが，ガイドラインに記載されているようにメチルプレドニゾロン静注製剤によるアレルギー発症の原因として一般的には乳糖（添加物）によるもの，コハク酸によるもの，ステロイド骨格によるものなどがいわれています[3]。

- **コハク酸によるアレルギー発症**

コハク酸によるものでは，アスピリン喘息に代表されるNSAIDs過敏症の患者の場合，コハク酸型ステロイドの急速静注は危険とされています。

- **乳糖によるアレルギー発症**

一部のステロイド静注製剤には，添加物として乳糖水和物が含まれています。

乳糖水和物には乳タンパクが微量含まれており，国立医薬品食品衛生研究所報告，第130号，2012年[4]では乳糖水和物中の牛乳タンパク質量は1.39～7.16μg/g，β-ラクトグロブリン量は1.80～13.07μg/gとなっています。

乳糖に含まれるタンパクは直接血中に入る静注用注射剤の場合，重症の牛乳

アレルギー患児ではアナフィラキシーを起こす可能性があります。

食物アレルギー診療ガイドラインでは，極めて微量の摂取でも症状が出現する牛乳アレルギーの患者では乳糖添加の表示がされている薬物は使用を控える方が安全としています[5]。

これらのアレルギーの問題を考えると，10～30分の時間的根拠は不明ですが，できるだけ時間をかけて静注する方が安全かと思います。

小児のNSAIDs過敏症は少ないと思いますので，小児の場合牛乳アレルギー患児への使用に注意が必要ではないでしょうか。

当院では救急医からの強い要請もあり，メチルプレドニゾロン静注製剤については乳糖を含まない製品へ切り替えました(表)。

表　ステロイド静注製剤添加剤一覧(力価順)

製品名	一般名	添加剤
ソル・コーテフ静注用 250mg・500mg・1000mg	ヒドロコルチゾンコハク酸エステルナトリウム	無水リン酸一水素ナトリウム, 無水リン酸二水素ナトリウム, pH調節剤
水溶性ハイドロコートン注射液100mg・500mg	ヒドロコルチゾンリン酸エステルナトリウム	亜硫酸水素ナトリウム, クレアチニン, プロピルパラベン, メチルパラベン, クエン酸ナトリウム, 水酸化ナトリウム
水溶性プレドニン 10mg・20mg・50mg	プレドニゾロンコハク酸エステルナトリウム	乾燥炭酸ナトリウム, リン酸水素ナトリウム水和物, 結晶リン酸二水素ナトリウム
ソル・メドロール静注用 40mg・125mg・500mg・1000mg	メチルプレドニゾロンコハク酸エステルナトリウム	乳糖水和物(40mgのみ), 無水リン酸一水素ナトリウム, リン酸二水素ナトリウム一水和物, pH調節剤
リンデロン注2mg・4mg・20mg(0.4%)	ベタメタゾンリン酸エステルナトリウム	D-ソルビトール, 乾燥亜硫酸ナトリウム, リン酸水素ナトリウム水和物, リン酸二水素ナトリウム, 注射用水
デカドロン注射液 1.65mg・3.3mg・6.6mg	デキサメタゾンリン酸エステルナトリウム	亜硫酸水素ナトリウム, クレアチニン, パラオキシ安息香酸プロピル, パラオキシ安息香酸メチル, クエン酸ナトリウム水和物, 水酸化ナトリウム

Q27 乳児喘息に対するステロイド静注の投与方法について

回答者Aより

後日

　この投稿の後しばらくして，蕁麻疹の治療のために入院となった13歳の患児がコハク酸アレルギーでした．その患児はメチルプレドニゾロンコハク酸エステルで治療開始となり，1mg/kgを30min dripではなにも症状はなかったのですが，手技をivに切り替えた際に蕁麻疹が急激に増悪しました．その経過からコハク酸アレルギーが疑われ，ステロイドをヒドロコルチゾンリン酸エステルに変更したところ蕁麻疹は軽快し，退院しました．

　ステロイドがアレルギーを抑える作用があり，一方でコハク酸がアレルゲンとなる場合は投与速度も重要な因子になるのかもしれませんね．

参考文献

1) 日本小児アレルギー学会・作成：小児気管支喘息治療・管理ガイドライン2013（濱崎雄平，他・監）．協和企画，p33，2013．
2) Taketomo CK, et al: Pediatric and Neonatal dosage handbook 23rd edition, Lexi Comp, 2016.
3) 日本小児アレルギー学会・作成：小児気管支喘息治療・管理ガイドライン2013（濱崎雄平，他・監）．協和企画，p42，2013．
4) 酒井信夫，他：医薬品添加物に含まれる食物アレルゲンタンパク質に関する研究．国立医薬品食品衛生研究所報告，130：58-65，2012．(http://www.nihs.go.jp/library/eikenhoukoku/2012/058-065.pdf)
5) 日本小児アレルギー学会食物アレルギー委員会・作成：食物アレルギー診療ガイドライン2016（海老澤元宏，他・監）．協和企画，p75，2016．

服薬指導　服薬支援　DI等情報

 Q28 小児における吸入指導について

Keyword フルタイド50μgエアゾール，定量噴霧式吸入器，MDI，ネブライザー，スペーサー，吸入指導

2015年7月#444

 質問者
薬局薬剤師

先日，生後4カ月の乳児にフルタイド®50μgエアゾールの吸入が処方されました。
ネブライザー使用の吸入を選択しなかった理由などは不明です。
処方医からは保護者に，口の前でシュッとワンプッシュすればよいと説明があったようです。

① 1歳未満への定量噴霧式吸入器への処方の有無
　フルタイド®エアゾールのような定量噴霧式吸入器（MDI）を1歳未満に処方した症例はありますか？

② 1歳未満への吸入補助具・指導について
　もしそのような症例があれば，どのように吸入指導をされましたか？
以上，ご施設でどのようにされているか教えてください。

 回答者A
大学病院薬剤師

① 処方例あり
② スペーサーを購入してもらう

② 1歳未満への吸入補助具・指導について

　当院ではそのような症例に対して，エアロチャンバーというスペーサーを購入してもらっています。現在の価格は分かりませんが，5,000円くらいだったと思います。
　インターネットで検索すれば，すぐに見つかると思います。

Q28 小児における吸入指導について

患児に合ったデバイスを選択して使用

1歳未満への吸入補助具・指導について

　最新のガイドラインには，使用するデバイスに関してもEBM観点からの記載があります。ネブライザーはスペーサーに比べ，吸入に時間がかかることと比較的高価ということが欠点としてあります。もちろん利点もあり，児の環境や症状に応じて選択されます。

参考資料–
(1) 株式会社アムコ内
- 【トゥルーデルメディカル】MDI用スペーサ：エアロチャンバー・プラス静電気防止タイプ https://amco.co.jp/medical/icu/post.html
以前は，エアロチャンバーの価格表記がありましたが，現在は掲載されていません。
(2) gsk医療者向け情報（https://www.healthgsk.jp/）内
- 服薬指導情報（フルタイド）https://www.healthgsk.jp/guidance-for-patients/flutide.html
(3) 環境再生保全機構（https://www.erca.go.jp/）内　ぜん息などの情報館（https://www.erca.go.jp/yobou/zensoku/）
- ネブライザーについて https://www.erca.go.jp/yobou/zensoku/basic/adult/10_02.html
- 薬の吸入方法 https://www.erca.go.jp/yobou/zensoku/basic/kodomonozensoku/kyunyu.html
- おしえて　先生！子どものぜん息ハンドブック https://www.erca.go.jp/yobou/pamphlet/form/00/archives_28016.html
- 3-2-4 吸入ステロイド薬服薬指導の実態と効果的な病薬連携，指導プログラムによる長期管理改善に関する調査研究（代表研究者・森 昌夫）http://www.erca.go.jp/yobou/zensoku/investigate/library/08_3-2-4.html
パンフレットなどを用いて指導することで，必要な指導をもらさず行うことができるという内容です。
(4) 日本アレルギー協会（http://www.jaanet.org）内
- 医療従事者向け　アレルギーガイドライン等の情報　気管支喘息（成人）
環境再生保全機構 第8期環境保健調査研究：薬剤師のためのわかりやすい吸入ステロイド薬服薬指導（森 晶夫・研究代表者）http://www.jaanet.org/medical/guideline_asthma08.pdf
(5) 日本小児アレルギー学会各種ガイドライン
(6) 月刊誌「薬局」2011年2月 Vol.62 No.2特集　小児アレルギーとステロイド
(7) 国立成育医療研究センター薬剤部・編：小児科領域の薬剤業務ハンドブック　第2版，じほう，2016.

回答者C 大学病院 薬剤師

❓① 軽症の児にはあえてMDIで開始することも
❓② スペーサーを用いて吸入指導

❓① 1歳未満への定量噴霧式吸入器への処方の有無

乳児への吸入薬の選択はネブライザーを使うのが吸入方法としては最も確実ではあるのですが，ネブライザーが高価な点や電源が必要なため取り扱いが不便というデメリットもあります。あまり長期の使用とならないことが見込まれる軽症の乳児では，あえてMDIで開始されることもあります。

❓② 1歳未満への吸入補助具・指導について

当院でも軽度気管支喘息の乳児にMDIで吸入を開始する場合はスペーサーを用いて吸入指導を行っています。

私もグラクソ・スミスクラインのHPに載っているパンフレットをよく患者への説明に使用しますが，4カ月の児であればマスク付き乳児用スペーサーを購入してもらっています。

3,000円くらいでネットでも購入できますし，ネブライザーの購入やレンタルよりは経済的です。1歳くらいの年齢だとマスクに対して拒否が強かったりすることもありますので注意が必要です。また乳児はうがいができないので，ミルク前に吸入するように指導するとよいかもしれません。ちなみ当院では院内の売店でスペーサーのエアロチャンバーをサイズ別4種を一通り販売しています。MDI導入時は保護者に売店で購入してもらい，吸入可否を確認してからの退院となっています。

即日スペーサーが手に入らない環境ではなかなか導入も難しいですね。卸業者にすぐ持ってきてもらえるようにお願いするのも1つの手かもしれませんが，やはり手元にスペーサーを置いておくとよいかもしれません。

回答者D 大学病院 小児科医

❓① スペーサー不使用のMDI使用乳児の救急外来を経験

❓① 1歳未満への定量噴霧式吸入器への処方の有無

以前，救急外来で夜勤した際にMDIをスペーサーなしに使用している乳児を

診たことがあります。コントロール不良で受診していたため，保護者にスペーサーの使用を勧めましたが，聞く耳を持ってもらえませんでした。このような事例に対しても，薬剤師の方に関わってもらえると助かります。

回答者E 大学病院薬剤師

- ？1 症例なし
- ？1 吸入指導に役立つeラーニングあり

？1 1歳未満への定量噴霧式吸入器への処方の有無

当院では患児の自宅にネブライザーがある場合が多いため，吸入指導でマスク付きスペーサーを導入した経験はありません。

？2 1歳未満への吸入補助具・指導について

スペーサーの購入方法で，確かにネット販売がされているようですが，購入してもすぐ届くわけではないですし，実際の使い方が分からないということもあるのではないかと思いました。

Bさんも紹介している環境再生保全機構のHPには，患者指導に必要な実践的な知識・技能が学べる「小児ぜん息等アレルギー疾患eラーニング学習支援ツール」が公開されています。このeラーニングツールでは，吸入手技の実際などガイドラインに沿った内容を無料で学べます。

参考資料

環境再生保全機構（https://www.erca.go.jp/）内　ぜん息などの情報館（https://www.erca.go.jp/yobou/zensoku/）右バーナー

- 小児ぜん息等アレルギー疾患eラーニング学習支援ツールについてのお知らせ
https://www.erca.go.jp/yobou/zensoku/local_government/e-lerning.html

回答者F 総合病院薬剤師

- ？2 院内の売店でスペーサーを販売

？2 1歳未満への吸入補助具・指導について

当院でも小児科医に必ず補助具の必用性について説明し，スペーサーを院内の売店で購入してもらっています。

スペーサーのエアロチャンバーは回答者Bさんから提示がありましたように，

(株)アムコが販売しています。アムコにパンフレットを請求すると折り込み用の冊子がもらえます。そのパンフレットには，「使用方法」，「洗浄・保管方法」，「適応年齢と価格」が記載されています。

　突然，補助具がいると言われ，またお金がかかることにびっくりする保護者の方もいます。このパンフレットを近医の小児科医に配って5歳前後でのMDI処方時には補助具の購入が必要となることを伝えてもらえるようにお願いしておくとよいと思います。

　マスクタイプの使用方法のなかで弁の回数が5～6回動くことを確認するとしていますが，当院では，10回を目安にしていることと嫌がるときには寝ているときにあてて吸入させるように指導しています。泣いていたりすると，しっかり呼吸できていないうえ，マスクがすぐに離れてしまうからです。

質問者より

　お忙しいなか，たくさんの情報提供を本当にありがとうございました。
　服薬指導の場で，活用いたします。

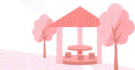

Q29 アトピー性皮膚炎における ステロイド外用薬の使い方

Keyword アトピー性皮膚炎，ステロイド外用薬，塗布量，塗布方法，不安，副作用説明

編集委員作成

質問者
病院薬剤師

アトピー性皮膚炎におけるステロイド外用薬の使用について教えてください。

? 1 ステロイド外用剤の塗り方

保護者から，「ステロイドを塗ってもよくならない。副作用もこわいので子どもに使いたくない」と言われました。
保護者にどのように説明すれば，よいでしょうか。

回答者A
病院薬剤師

? 1 実際に塗る量を見せるなど，具体的に説明する

? 1 ステロイド外用剤の塗り方

純粋に塗布方法を理解していない場合と，ステロイドに対する不安から十分量を塗っていないこともあります。保護者が塗ってもよくならないという場合は，背景を十分に聴き取りましょう。実際に当院で，ステロイドの不安から十分量を塗布せず，症状が悪化して入院となった症例を紹介します。

症例 入院時服薬指導　アトピー性皮膚炎　3歳女児

母親より，「ステロイドを塗ってもよくならない。副作用もこわいので子どもに使いたくない」との訴えがありました。
よくよく尋ねてみると，インターネットでステロイド外用薬を検索したところ，

副作用が多いことや，使い始めてから中止すると悪化してしまいステロイド依存症になるようなことが書かれていて子どもには使いたくない，一時期塗っていたことはあるけれどあまりよくなった気がしなかったのでなおさら不信感があるとの訴えがありました。

インターネット情報への説明

インターネットの各種サイトには，科学的ではない記事も多数見受けられ，なかには，内服と外用のステロイドの副作用を混同して記載されているものも少なからずあります。

保護者には，内服と外用のステロイドの違いを理解してもらうよう以下のように説明しました。

> 薬剤師：ステロイドはもともと人の体のなかで作られているホルモンであるため，一定期間ステロイドを内服して体が「十分な量のステロイドが体内にある」と認識すると，体内でのステロイドの産生が抑えられます。体内でのステロイドの産生が抑えられた状態でステロイドの内服を急に中止するとステロイドが足りない状態になってしまい，離脱症状といわれるさまざまな症状が出ることがあります。そのため，ステロイドを内服している場合には，徐々に使用する量を減らし体のリハビリをして元のようにホルモンを作ることができるようになってから中止します。
>
> 　しかし，ステロイドを外用で使用する場合には，内服によって体内に吸収される量に比べて皮膚からの吸収量はわずかであり，塗布する量についても治療に十分な量を使用しても全身の副作用が生じるような塗布量に比べて非常に少ない量で使用します。そのため，ステロイド外用薬を使用する場合には内服で生じるような副作用は投与量からみても生じないこと，起こりうる副作用としては，塗布した部位に生じる局所的な副作用のみであり，多くはステロイドの中止または処置によって改善します。また，皮膚からの吸収量が少ないため，ステロイド外用薬を中止しても内服のような離脱症状は生じません。ステロイド外用薬を中止して皮膚の状態が悪くなったと感じる場合には，日常のスキンケアを見直すことが大切です。

聴き取りのポイント

ステロイド外用薬の使用による効果が良好でなかった状況については，不安から塗布量が不足していた可能性を考え，ステロイド外用薬を含めた外用薬の

Q29 アトピー性皮膚炎におけるステロイド外用薬の使い方

塗布方法について，自宅での使用方法を確認しました。

実際にステロイド外用薬の塗布量と塗布方法について確認すると，少量を擦り込むように塗布していたことがわかりました。

具体的な服薬指導を心がける

患児の保護者には実際に病室で患児へ外用薬を塗布する際に，手のひらの面積と照らし合わせて説明したところ，今まで自宅で使用していた量が非常に少ない量であったことを理解してもらえました。ステロイド外用薬の使用を含めたスキンケアを自宅で継続することがアトピー性皮膚炎の治療の基本であり，日常の保護者の患児に対するスキンケア方法を見直し適切な使用方法について理解を促すことが重要です。

病室で行った塗布方法とその量についてのそれぞれの説明を以下に紹介いたします。

塗布方法の説明

薬剤師：湿疹は腫れている部分がでっぱっているので，でこぼこしています[1]。そのため，薄く延ばしたり，擦り込んでしまったりすると，出っ張った湿疹部分には薬がつかず効果が半減してしまいます[1]。外用薬は，皮膚に乗せるイメージで厚めに塗布します（図）。

塗布量について

薬剤師：軟膏の塗布量の目安として，FTU (Finger Tip Unit) という単位があります（図）。成人の第2指の先端から第一関節部まで口径5mmのチューブから押し出すと約0.5gとなり，この量が成人の両手のひら分に相当し1FTUと呼ばれます[2]。患部に1FTU分の外用薬を塗り，仕上がりがべたべたする程度

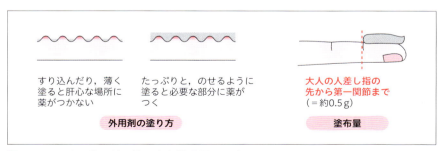

図　ステロイド外用剤の塗り方と塗布量の目安
（大矢幸弘・監：ぜん息悪化予防のための小児アトピー性皮膚炎ハンドブック．環境再生保全機構，2009）

がちょうどよい量とされています[3]。

スキンケアと今後

　患児の保護者には，アトピー性皮膚炎患者はドライスキンであるため，保湿が重要であることを伝えましょう。また，ほこりや汚れは皮膚を傷める刺激となりますので，保湿する前には手を洗う，お風呂に入る・シャワーを浴びるなどして皮膚を清潔に保ち，刺激の少ない保湿剤で保湿を十分することを伝えましょう。保湿することで，皮膚のバリア機能が向上し，うまくいけばステロイド外用薬の量を減らすこともできます。ただし，見た目がきれいになっても，炎症がくすぶっている場合があるため[3]，勝手な判断で薬を中止することはせず，必ず医師と話し合いながら患児個々の状態に合わせて調節する必要があることを伝えましょう

● ステロイド外用薬の説明資材について

　ステロイド外用薬の説明に利用できる資料として，以下のホームページや患者用の資材などがあり，保護者や患児の状況に合わせて利用することもお勧めです。

参考資料 −

(1) 厚生労働科学研究「アトピー性皮膚炎の発症・症状の制御および治療法の確立普及に関する研究」(2011-2013年度)
- 「アトピー性皮膚炎についていっしょに考えましょう。改訂版」(http://www.kyudai-derm.org/atopy/index.html)

(2) 独立行政法人環境再生保全機構ホームページ，パンフレット
- 「大矢幸弘・監：ぜん息悪化予防のための小児アトピー性皮膚炎ハンドブック．環境再生保全機構，2009」(https://www.erca.go.jp/yobou/pamphlet/form/00/pdf/ap024.pdf)

(3) 厚生労働省科学研究費研究班(平成17〜19年度)「アトピー性皮膚炎の症状の制御および治療法の普及に関する研究」作成
- 「アトピー性皮膚炎かゆみをやっつけよう！」(http://www.kyudai-derm.org/kayumi/index.html)

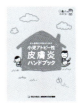

参考文献

1) 大矢幸弘・監：ぜん息悪化予防のための小児アトピー性皮膚炎ハンドブック．環境再生保全機構，2009.
2) 日本皮膚科学会アトピー性皮膚炎診療ガイドライン作成委員会：アトピー性皮膚炎診療ガイドライン2016年版．日本皮膚科学会雑誌，126(2):121-155, 2016.
3) 国立成育医療研究センター薬剤部・編：小児科領域の薬剤業務ハンドブック第2版．じほう，pp167-182, 2016.

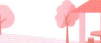

ステロイドによる成長障害について

Keyword ステロイド内服, ステロイド吸入, ステロイド外用, 成長障害, 低身長, 文献報告, 成長ホルモン, 浸出液

2015年9月 #583

質問者
薬局薬剤師

基本的な質問で恐縮ですが, ステロイドにおける成長障害について教えてください。
以前, 勉強したときの記憶では, 8歳以下で開始のフルタイド®エアゾール長期処方では, 400μg/日吸入で, 副腎不全報告などがあった気がします。

Q1 ステロイド内服薬による成長への影響

たとえば, 乳児性湿疹でのセレスタミン®シロップ, ネフローゼでのプレドニゾロンなどのステロイド内服薬は成長にどのような影響を与えますか？

Q2 ステロイド吸入薬による成長への影響

たとえば, 気管支喘息におけるステロイド吸入薬などは成長にどのような影響を与えますか？

Q3 ステロイド外用薬による成長への影響

たとえば, アトピー性皮膚炎におけるステロイド外用薬は成長にどのような影響を与えますか？

Q4 保護者へのステロイドによる成長障害の説明

ステロイドによる成長障害について, どのように保護者へ説明をされていますか？

回答者A 投与量や家族の身長などを鑑みて説明

保護者へのステロイドによる成長障害の説明

以前，母親から「背が伸びない。成長障害ではないか？」との相談を受けたことがあり，医師に問い合わせをしたことがあります。

フルタイド®100μgエアゾール（1回1吸入，1日2回）を投薬していた女児の症例で，7歳くらいに吸入を開始し，質問時は11歳くらいでした。現在は中学3年生です。

女児は成長曲線下限すれすれでしたが，極端に背が低いわけではなく両親も低身長だったことから，医師は成長障害があるとは判断しませんでした。

薬剤師としても添付文書を見せ，通常よりも投与量は少ないと母親に説明しました。

現在は成長障害の訴えはなく，1日1回に減量されましたが，フルタイド®吸入を継続しています。

その他のフルタイド®吸入使用例（100μg：10人，200μg：1人，250μg：1人）では成長障害を訴えられた事例はありませんでした。

回答者B 日本小児アレルギー学会の見解を参考にする
不安を与えないようにリスク説明したうえで，長期化しないようコンプライアンスを守るよう指導

ステロイド吸入薬による成長への影響

吸入ステロイドによる小児喘息の長期管理が成長抑制を来す可能性について，2014年2月25日に日本小児アレルギー学会喘息治療・管理ガイドライン委員会より見解の報告がありましたので詳細はそちらをご覧ください[1]。

本委員会の見解では，リスクを定期的に観察・評価して，リスク／ベネフィットの観点からベネフィットがリスクを上回る治療指針を決定する必要があるとの見解を示しています[1]。

また，本委員会の見解では，ステロイド吸入薬による成長障害の問題提起と

Q30 ステロイドによる成長障害について

なった海外文献[2,3]も紹介されています。

この見解を受け，海外文献に示された程度の低身長であればもっと積極的にステロイド吸入薬を使用するべきだったのではないかという小児科医のご意見をうかがったことがあります。

ほんの20年前までは日本では喘息治療にテオフィリン製剤が主流でしたが，徐々に使用量が減り，吸入ステロイドへシフトしてきたという経緯があったはずです。

❓ 4 保護者へのステロイドによる成長障害の説明

ステロイドはリスクがあるものの，わずかと思える程度であることを具体的に説明したうえで，できれば外用薬で治療を続けられるよう，また，内服となっても少量で長期化しないようにするためにも，医師の指示通りしっかり服用しましょうと伝えています。

むやみに不安をあおらないためにも具体的な数値を把握しておくことは大切だと思います。

回答者C
大学病院薬剤師

❓ 1 小児特発性ネフローゼ症候群診療ガイドライン2013を参照
❓ 2 各文献からリスクとベネフィットを考える
❓ 3 経験例が少ないため情報なし
❓ 4 あまり明確に説明せず

❓ 1 ステロイド内服薬による成長への影響

内服については，小児特発性ネフローゼ症候群診療ガイドライン2013に成長障害についての記載がありました[4]。目安として「プレドニゾロン0.75mg/kg/dayを6カ月以上内服」という報告で，引用元のアブストラクトを確認しましたが，身長で−0.14SD/year程度の成長障害があるようです。

❓ 2 ステロイド吸入薬による成長への影響

吸入ステロイドでの成長障害についてはパルミコート®の添付文書が2015年7月改訂で海外の臨床試験データが追記されています[5]。添付文書の「その他の注意」の項で，インタビューフォームの同項にはもう少し詳しく記載されており，引用文献も載っています[6]。引用されている報告についてはBさんが挙げた日本小児アレルギー学会のガイドライン委員の見解にあるもの[2,3]と同じです。

「高用量を2年継続使用で身長平均－1.2cm」という報告があります。この数字を大きいととるか小さいととるかは患者さんの感覚にもよるかもしれませんが、重症喘息がコントロールされることで見込まれるQOLの上昇という意味でメリットの方が大きいように個人的には考えます。

❓③ ステロイド外用薬による成長への影響

外用は普段アトピー性皮膚炎に遭遇しないため情報を持っていません。

❓④ 保護者へのステロイドによる成長障害の説明

恥ずかしながら、患者さんから成長障害についての質問を受けると、若干お茶を濁した回答をすることも多いです。身長についてはがん化学療法のときにもよく聞かれるのですが、本来の本人の身長がいくつになるのかは誰にもわからないので考え方が難しいですね。

今回、リスクとなる閾値を知っておくと上手いアドバイスができるのではと改めて思いました。

内服も吸入も、「高用量」と「長期間（半年～数年）」が二大因子なようですね。逆にいえばそこに当てはまらないような低用量や短期間の使用であれば目に見えるほどの成長障害のリスクとはならない可能性が高いともいえるかもしれません。

回答者D　国立小児病院　薬剤師

❓③ 成長障害を心配するより，指示通りの治療が肝要

❓③ ステロイド外用薬による成長への影響

アトピー性皮膚炎で用いる（ステロイド外用薬の全身性副作用として）強いステロイド外用薬で副腎機能抑制が起こる可能性が示唆されていますが、弱いステロイド外用薬の使用例では副腎機能抑制、成長障害などは認められておらず、適切に使用すれば安全性は高いとされています[7]。夜間かゆくて眠れないと成長ホルモンが出にくくなる可能性がありますし、掻き壊した皮膚から浸出液が出続けるとタンパク漏出による成長障害や電解質異常で重篤な状態となる可能性もあります。したがって、ステロイド外用薬による成長障害を心配するよりも、専門医の指示通りに治療を行うことが大切だと思います。

ステロイドによる成長障害について

質問者から

ご返答くださいました先生方，本当にありがとうございました。
しっかりと，今後の実務に反映できるように頑張ります。

参考文献
1) 吸入ステロイド薬（inhaled corticosteroid；ICS）による小児喘息の長期管理について：日本小児アレルギー学会喘息治療・管理ガイドライン委員会の見解（http://www.jspaci.jp/modules/membership/index.php?page=article&storyid=69）
2) Guilbert TW, et al: Growth of preschool children at high risk for asthma 2 years after discontinuation of fluticasone. J Allergy Clin Immunol, 128(5): 956-963, 2011.
3) Kelly HW, et al: Effect of inhaled glucocorticoids in childhood on adult height. N Engl J Med, 367(10): 904-912, 2012.
4) 日本小児腎臓病学会・編：小児特発性ネフローゼ症候群診療ガイドライン2013．診断と治療社．p66, 2013.
5) アストラゼネカ株式会社：パルミコート，添付文書（第12版，2015年7月改訂）
6) アストラゼネカ株式会社：パルミコート，インタビューフォーム（第13版, 2016年8月改訂）
7) 日本皮膚科学会アトピー性皮膚炎診療ガイドライン作成委員会：アトピー性皮膚炎診療ガイドライン2016年版. 日皮会誌, 126(2): 121-155, 2016.

Q31 ステロイド外用薬の副作用って本当にあるの？

Keyword アトピー性皮膚炎，ステロイド外用薬，色素沈着，副作用誤解，副作用説明

編集委員作成

服薬指導　DI等情報

質問者
病院薬剤師

アトピー性皮膚炎におけるステロイド外用薬の使用について教えてください。

❓1　アトピー性皮膚炎の色素沈着について

保護者から，「ステロイドを長期間塗っていると肌が黒くなると聞いたから塗りたくない」といわれた場合，どのように説明したらよいですか？

回答者A
病院薬剤師

❓色素沈着はステロイドの副作用ではないことを説明

❓1　アトピー性皮膚炎の色素沈着について

　ステロイド外用薬の使用後に色素沈着がみられることがありますが，皮膚炎の鎮静後の色素沈着であり，ステロイド外用薬によるものではないことを説明します。

　アトピー性皮膚炎では，治療の途中で皮膚が褐色になることがありますが，これはアトピー性皮膚炎の炎症がひどくなって，浸出液が出たり赤くなったりしていた箇所が，スキンケアにより炎症が治まった後，色素沈着したためです[1, 2]。

　日焼けした肌がしばらくすると元の色に戻るように，「アトピー性皮膚炎では，ステロイド塗布とスキンケア（保清－保湿－保護）を継続することで，炎症がコントロールでき，しだいに元の肌の色に戻る」[1]ことを説明しましょう。

　このようなステロイド外用薬の副作用に対する誤解から，薬物療法が適切に継続されない場合があり，保護者や患児本人へは十分な指導を実施する必要が

Q31 ステロイド外用薬の副作用って本当にあるの？

あります。

● 局所使用であるステロイド外用薬の副作用

ステロイド外用薬の副作用としては，主として使用部位における局所的な副作用が挙げられます（表1）。皮膚萎縮，毛細血管拡張，ステロイドざ瘡，ステロイド潮紅，多毛，皮膚線条，細菌・真菌・ウイルス性皮膚感染症の悪化などです[3]。多くの副作用は，ステロイド外用薬の中止あるいは適切な処置により軽快します[3]。また，局所的な副作用は年齢が上昇するにつれてステロイド外用薬の累積投与量が上がるために増加しますが，すべての患者に発現するわけではなく，特に2歳未満の患児における副作用の発現頻度は低いことが報告されています（表1）[4]。なお，皮膚線条（妊娠線のような皮膚）は不可逆的であり，成長期には特に注意が必要です[1]。

● 顔面（目の周りは次項）への塗布

顔面は皮膚が薄く薬剤の吸収がよいため，弱めのステロイド外用薬でも長期使用により酒さ様皮膚炎（赤ら顔）が起こることがあります[1]。そのため，適宜，タクロリムス軟膏や保湿剤に切り替える必要があります。

● 目の周りの塗布

同様に，眼周囲の病変に対してのステロイド外用薬の使用についても注意が必要です。眼周囲の病変にステロイド外用薬を使用した際の副作用として，緑内障の症例が報告されています[3]。眼周囲や眼瞼皮膚にステロイド外用薬を使用

表1　ステロイド軟膏の局所性副作用

	2歳未満（%）	2歳以上13歳未満（%）	13歳以上（%）
頬部の血管拡張	0	2.30	13.30
肘窩の皮膚萎縮	1.50	5.20	15.80
膝窩の皮膚萎縮	1.90	4.10	9.80
ざ瘡・毛嚢炎	0	1.30	8.20
多毛	0.50	1	2.70
細菌感染症	1.40	2.10	2.50
真菌感染症	1.90	0.60	1.20
酒さ様皮膚炎	0	0.40	3.10
接触皮膚炎	0	0.40	0.80
皮膚線条	0	0	1

〔厚生労働科学研究費補助金 疾病・障害対策研究分野 免疫アレルギー疾患予防・治療研究（平成17～19年度）：アトピー性皮膚炎の症状の制御および治療法の普及に関する研究〕

する際は，使用するステロイドの種類・使用量・使用期間に注意し，顔面への使用と同様にタクロリムス軟膏への切り替えも検討すべきです。

● ステロイド外用薬によるかぶれ

この他に，まれにステロイド外用薬によるアレルギー性接触皮膚炎が生じたという報告があり，その場合は，基剤や添加物による接触皮膚炎が考えられるため，基剤の変更や添加剤の違う同種同効薬への変更を提案します[2]。

● ステロイド外用薬の副作用への誤解～ステロイド内服薬の副作用との混同

ステロイド外用薬の副作用に対する誤解は，ステロイド内服薬の副作用との混同，アトピー性皮膚炎の悪化との混同などが多く，それによりステロイド外用薬への必要以上の恐怖感や忌避が散見されます[3]。その結果，保護者や患児のアドヒアランスが低下し，期待した治療効果が得られず，ステロイド外用薬に対するさらなる不信感を招くことになります。

● 誤解されやすい副作用

具体的に混同されうる副作用としては，色素沈着以外にも，副腎機能抑制，糖尿病，成長障害（Q30参照），満月様顔貌，白内障などが挙げられます。

(1) 副腎機能抑制

副腎皮質ステロイドホルモンは，もともと人の副腎で産生されていますが，内服や点滴などの全身投与により一定期間過剰に供給される状態になると，体内での産生が抑制されます。全身性の副作用については，強いランクのステロイド外用薬を使用した一部の症例で副腎機能抑制が生じたとする報告がありますが，弱いランクのステロイド外用薬の使用例では副腎機能抑制，成長障害などは認められていません[3]。そのため，適切に外用ステロイドを使用すれば，全身的な副作用は少なく安全性は高いと考えられます。

(2) 白内障

白内障については，ステロイド外用薬の臨床応用前からアトピー性皮膚炎に白内障が併発することが報告されており[4]，危険因子として，顔面皮疹の悪化や叩打癖（患部のかゆみを抑えるために，掻く代わりに叩く），アトピー性皮膚炎自体による炎症が考えられています[3]。また，アトピー性皮膚炎の眼合併症の一つである網膜剥離の原因にも叩打癖が挙げられています[5]。

(3) 成長障害

成長障害についてはステロイド外用薬の副作用というよりも，アトピー性皮

Q31 ステロイド外用薬の副作用って本当にあるの？

膚炎のコントロール不良のために，かゆみが持続し，夜間の睡眠が十分にとれていないことで成長ホルモンが放出されにくくなり成長の妨げになることがあります[1]。保護者には，皮膚状態を良好に保ち良質な睡眠を確保して成長ホルモンの放出を保つためにもステロイド外用薬が必要であることを説明しましょう。

● ステロイド外用薬の副作用と使用量の関係について
(1) 副腎機能抑制が生じる1日外用量

副腎機能抑制を生じうる1日外用量としては，0.12％ベタメタゾン吉草酸エステル軟膏（Ⅲ群：ストロング，表2）では，「密封外用療法＊10g/日」と「単純塗

表2 ステロイド外用薬のランク

薬効	一般名	代表的な商品名
Ⅰ群 ストロンゲスト	クロベタゾールプロピオン酸エステル	デルモベート
	ジフロラゾン酢酸エステル	ジフラール，ダイアコート
Ⅱ群 ベリーストロング	モメタゾンフランカルボン酸エステル	フルメタ
	ベタメタゾン酪酸エステルプロピオン酸エステル	アンテベート
	フルオシノニド	トプシム，シマロン
	ベタメタゾンジプロピオン酸エステル	リンデロン-DP
	ジフルプレドナート	マイザー
	アムシノニド	ビスダーム
	ジフルコルトロン吉草酸エステル	ネリゾナ，テクスメテン
	酪酸プロピオン酸ヒドロコルチゾン	パンデル
Ⅲ群 ストロング	デプロドンプロピオン酸エステル	エクラー
	デキサメタゾンプロピオン酸エステル	メサデルム
	デキサメタゾン吉草酸エステル	ザルックス，ボアラ
	ベタメタゾン吉草酸エステル	リンデロン-V，ベトネベート
	ベクロメタゾンプロピオン酸エステル	プロパデルム
	フルオシノロンアセトニド	フルコート
Ⅳ群 マイルド	プレドニゾロン吉草酸エステル酢酸エステル	リドメックス
	トリアムシノロンアセトニド	レダコート
	アルクロメタゾンプロピオン酸エステル	アルメタ
	クロベタゾン酪酸エステル	キンダベート
	ヒドロコルチゾン酪酸エステル	ロコイド
Ⅴ群 ウィーク	プレドニゾロン	各種プレドニゾロン軟膏，クリームなど

〔日本アレルギー学会 アトピー性皮膚炎ガイドライン専門部会：アトピー性皮膚炎診療ガイドライン2015（片山一朗・監），協和企画，p67，2015．〕

＊：ODT (occlusive dressing technique)，患部に軟膏やクリームを塗った後，ポリエチレンなどのラップフィルムで覆って密封する塗布方法

布20g/日」が該当するといわれています[2]。単純塗布で，一般的な5gチューブ4本を1日で塗布するほどの量を使用することはほぼなく，通常のステロイド外用薬の使用量では副腎機能抑制は生じないことが想像できます。

(2) 日常診療における外用薬の使用量の実際

実際の日常診療におけるステロイド外用薬の使用量について，6カ月間のステロイド外用薬の総使用量の90％値（90％の患者がこの使用量以下を使用している）を調査した結果では，2歳未満は90g，2歳以上13歳未満は130g，13歳以上は304gであったことが報告されています[4]。

この結果から，各年齢層における平均体重を設定して，体重あたりのおよその目安を計算してみると，どの年齢層も「体重10kgあたり1カ月に15g未満（15g/10kg/月）」の使用量がほとんどでした[6]。これらの報告からも，上述の副腎機能抑制を生じうる1日外用量と比較して，実際の日常診療におけるステロイド外用薬の使用量では全身性の副作用は起こらないと考えられます。

参考文献

1) 国立成育医療研究センター薬剤部・編：小児科領域の薬剤業務ハンドブック第2版．じほう，pp167-182, 2016.
2) 日本皮膚科学会アトピー性皮膚炎診療ガイドライン作成委員会：アトピー性皮膚炎診療ガイドライン．日本皮膚科学会雑誌．119(8)：1515-1534, 2009.
3) 日本皮膚科学会アトピー性皮膚炎診療ガイドライン作成委員会：アトピー性皮膚炎診療ガイドライン2016年版．日本皮膚科学会雑誌, 126(2)：121-155, 2016.
4) 古江増隆：ステロイド軟膏適正使用ガイドライン．小児科診療, 69(8)：1152-1157, 2006.
5) 日本眼学会：アレルギー性結膜疾患診療ガイドライン（第2版）．日眼会誌, 114(10)：833-870, 2010.
6) Furue M, et al: Clinical dose and adverse effects of topical steroids in daily management of atopic dermatitis. Br J Dermatol, 148(1)：128-133, 2003.

Q32 ミダゾラムの点鼻／口腔内投与について

Keyword ミダゾラム，けいれん重積，適応外使用
2014年3月 # 58

【調剤】【投与方法】

質問者
国立病院薬剤師

けいれん重積に対するミダゾラムの投与について質問です。

❓1 ミダゾラム点鼻／口腔内投与について

小児けいれん重積に対するガイドラインにおいて，静脈確保不可時に「ミダゾラムの点鼻／口腔内投与（0.3 mg/kg）」が推奨されていますが，実際に行っている施設はありますか？

具体的に，注射原液をそのまま鼻腔・口腔内へ滴下するなどにて投与しているのかなどを教えてください。

最近，当院医師が点鼻を初めて実施してみたところ，鼻ちょうちんを作ってしまい失敗に終わったとのことでした。もし何か投与方法にコツ（手順，調製など）がありましたら教えてください。

❓2 ミダゾラムの点鼻／経口院内製剤の外来処方について

ミダゾラム点鼻／口腔内投与目的に院内製剤などを持ち帰るかたちで使用されていますか？

当院医師より可能ならミダゾラムを何らかの形で持ち帰ってもらい，在宅での発作時に投与できるようにしたいとの要望もありました。

海外では口腔内製剤が販売されているとのことですが，国内では注射薬しかないため注射液を必要量，点鼻または口腔内投与するのが現状かと思います。「病院薬局製剤事例集」には小児麻酔前投与前の適応として「ミダゾラムシロップ」が掲載されていますが，こちらを使用している施設などはありますか。

適応外使用のため難しいとは思いますが，ご意見をいただければと思います。

調剤　投与方法

回答者A　市立病院薬剤師

? 1　ルーチンでミダゾラム（原液）点鼻を行っている
? 2　ミダゾラムの持ち帰りは行わずジアゼパム坐剤で対応

? 1　ミダゾラム点鼻／口腔内投与について

当院ではミダゾラム点鼻をルーチンで行っておりますが，口腔内は見たことがありません。鼻ちょうちんを作って投与できないという医師からの訴えは聞いたことがありません。

効果不十分となる例もそこそこあり，実はうまく吸収されていないという可能性もあるかもしれません。

? 2　ミダゾラムの点鼻／経口院内製剤の外来処方について

ミダゾラムの持ち帰りについては経験がありません。ジアゼパム坐剤のみになります。

注射薬のアンプルを持ち帰る場合，適応外の使用方法をするということが診療報酬上ひっかかってこないかが気になるところです。

以上が当院での状況になります。

回答者B　大学病院薬剤師

? 1　ミダゾラム点鼻の経験あり，生食で希釈
? 2　ミダゾラム持ち帰りの経験はなし

? 1　ミダゾラム点鼻／口腔内投与について

当院ではルーチンではありませんが，ミダゾラム点鼻を行ったことはあります。

処方としてはミダゾラムを生食で希釈して行い，投与量はトロント小児病院のマニュアルの記載を参照しました。マニュアルには「0.1～0.2mg/kg（最大1mL）発現時間5～10分，ピーク5～12分」と記載があります。

衛生面・安定性を考慮し，薬液の保存は調製後24時間で冷蔵庫保存とほかの注射薬などと同じ保存方法にしています。鼻ちょうちんなどの報告は聞いていません。

? 2　ミダゾラムの点鼻／経口院内製剤の外来処方について

適応外使用で点鼻のためにミダゾラムの持ち帰りは当院では行っていません。

ミダゾラムの点鼻／口腔内投与について

解　説

● ミダゾラムの経鼻／経口投与
ミダゾラムの経鼻投与および口腔内投与については文献報告があります[1)〜5)]。

● 投与量
1歳以上3歳未満の年少幼児は0.2mg/kgでは効果不十分で0.3mg/kg必要。3歳以上6歳未満の年長幼児は0.2mg/kgで十分有効とされています[1)]。
点鼻投与は0.1〜0.3mg/kgを目安に投与する[2)]。
口腔粘膜投与は0.1〜0.2mg/kgで行った[5)]。

● 投与方法
原液のまま薬液を吸い，必要量を片側に半量ずつ鼻腔内に投与[2)]。原液をアンプルから採取し，ガラス片をろ過した後にキャップ付き容器で冷蔵保管。必要時にシリンジにて均等に口腔内に注入[5)]。
ミダフレッサ®はドルミカム®より濃度が薄い（ミダフレッサ®1mg/mL：ドルミカム®5mg/mL）ため，液量が多くなり，点鼻や口腔内投与には向いていないと思われる。

● 鼻閉や鼻ちょうちんのときの対応
口腔粘膜投与への切り替えが推奨されています[2)]。

● ミダゾラムの持ち帰りについて
鳥取大学医学部の報告ではどうも持ち帰りをされているようです[5)]。

Dravet症候群をはじめとする難治性てんかんでは，けいれん重積が生じる頻度が高く，ジアゼパム坐薬の効果が不十分となることが多いようです。また，在宅でのミダゾラム使用の有効性が報告されており，そのような背景から欧州では口腔製剤〔BUCCOLAM®（2.5mg/0.5mL）〕が市販されているようです。現在わが国でも，日本小児神経学会が主体となり，厚生労働省に未承認薬・適応外薬の要望が出されています。

参考文献
1) 山田富夫，山田正弘，池田哲，他：ミダゾラムの経鼻投与法—幼児の年齢と投与量について—. 臨床麻酔, 15(5) 647-648, 1991.
2) 九鬼一郎，川脇壽，井上岳司，他：小児てんかんのけいれん重積に対するmidazolam点鼻投与の有効性と薬物動態に関する検討. 脳と発達, 42(1):34-36, 2010.
3) 中野裕子，小原伸樹：ミダゾラム—多彩な投与経路を使いこなそう. LiSA, 23(3):226-229, 2016.

調剤　投与方法

4) Talukdar B, Chakrabarty B: Efficacy of buccal midazolam compared to intravenous diazepam in controlling convulsions in children: a randomized controlled trial. Brain Dev, 31(10):744-749, 2009.
5) 前垣義弘, 小倉加恵子, 大野耕策：けいれん重積・群発に対するmidazolam口腔粘膜投与. 脳と発達, 36(2):155-157, 2004.

唾液分泌抑制について

Keyword スコポラミン軟膏，アトロピン硫酸塩，院内製剤
2014年7月 # 110

質問者
私立病院薬剤師

当院では重症脳性麻痺の患者に栄養注入する際に生じる唾液等口腔内分泌物の増加に対し，スコポラミン注の舌下投与の検討をしています。

1　口腔内分泌抑制に使用する薬剤は？

皆さまのご施設で口腔内分泌物抑制に使用する薬剤があれば投与量を含め，教えてください。在宅に移行しても定期的に使用してもらうには内服がよいかと思いますが，何かありますか？

回答者A
大学病院薬剤師

1　当院では使用経験はないが，文献には見られる

1　口腔内分泌抑制に使用する薬剤は？

参考になるかわかりませんが，スコポラミン軟膏の資料についてご紹介します。

作成方法としては「親水軟膏にスコポラミン臭化水素酸塩を5％となるように加えて軟膏板で練合し調製する」[1]という方法のようです。

ただ，当院では今のところ実際には使用していません。

参考資料
(1) 下田賢一郎，他：流涎抑制に用いる5％スコポラミン軟膏；臨床の"困った"に応える病院薬局製剤（第15回）．月刊薬事，55(3):484-488, 2013.
(2) 下田賢一郎，他：神経変性疾患患者における院内製剤5％スコポラミン軟膏の流涎抑制効果および副作用の検討．日本病院薬剤師会雑誌，47(9):1157-1160, 2011.
(3) 横山里佳，他：スコポラミン混合軟膏による重症心身障害児・者の流涎のコントロール．

調剤　DI 等情報

脳と発達, 26(4):357-358, 1994.

　上記参考資料で使用例報告されていますが，流涎に対して著効あるいは有効であった例は 65 ～ 75 ％，副作用としては過度な唾液分泌抑制による口渇が 30 ％程度みられるようです。

回答者B
私立病院薬剤師

❓ 1　スコポラミン軟膏を院内で運用

❓ 1　口腔内分泌抑制に使用する薬剤は？

　当院ではスコポラミン軟膏を院内製剤として，倫理委員会の承認のもと使用しております。耳鼻科からの申請で，Aさん提示の資料を参考に作成しました。
　当院のレシピを添付しましたので参考にしてください。

▼ Rp. スコポラミン 5 ％軟膏

>［製剤組成］
>　スコポラミン臭化水素酸塩（試薬一級）1 g
>　親水軟膏　　　　　　　　　　　　19 g
>［調製方法］
>　処方量を練合して調製する。スコポラミン末は乳鉢でできるだけ粉末状にする。つぶつぶ感がなくなるまで軟膏版にてヘラで混ぜる。
>［貯法］
>　冷暗所

質問者より

　早速の返答ありがとうございました。
　確かにメーカー確認時，5 ％スコポラミン軟膏の報告を聞きました。検討はしていきたいのですが，ご家族は来週早々の退院を希望しており，新規院内製剤導入が難しい状態です。

唾液分泌抑制について

❓ ② 硫酸アトロピン末の使用経験はありますか？

他の作用が怖そうですが…，何度もすみません。よろしくお願い致します。

❓ ② **最近は投与例が減ったが，経験あり**

❓ ② 硫酸アトロピン末の使用経験はありますか？

当院でも数カ月に1，2例の割合で肥厚性幽門狭窄症の乳児が入院することがあります。

「今日の治療指針2017年版」では「アトロピン硫酸塩 注0.1mg/kgを6回に分けて，授乳の5分前に静注」[2]とありますが，別の肥厚性幽門狭窄症に対する保存的加療の報告[3]においては「水溶性の硫酸アトロピンを0.05mg/kg/日を1日8回，胃を除圧させたのち，哺乳20分前に服用。効果不十分の場合は0.18mg/kgを上限に漸増する」という方法で，75％くらいに効果があったようです。

当院の事例では，生後1カ月超の乳児（体重4,300g）で，他に異常指摘はないものの，授乳後に噴水上の吐乳があり。治療開始は授乳5分前にアトロピン硫酸塩注を0.01mg/kg/回を1日6回緩徐に静注。2週間継続の後，内服に切り替えとなりました。

内服は「硫酸アトロピン末0.600mg/日を1日6回に分けて投与（原末を1000倍散として調製）」としました。とりあえず，副作用はなく経過も順調でした。

最近ではアトロピン内服を始めるより手術で終了というケースの方が多いようですが，今回はまず内服で経過をみたいとのことで久々の硫酸アトロピン導入でした。

解　説

参考資料では対象の年齢が不明確であり，小児にこのまま適応可能か否かの判断は難しそうです。流涎抑制に対しては，院内製剤5％スコポラミン軟膏の報告はあり，対象として重症脳性麻痺の患児（15歳）の報告もあります[4]。スコポラミン注の舌下投与は全身性的副作用の発現も懸念されるため適切とは言い難く，若年小児での使用報告は見られません。

しかし，スコポラミン軟膏は外用剤という点で副作用リスクは低いと思われ

ます。治療上の有益性と医師と患者家族の合意が必要と考えらます。

参考資料それぞれの対象年齢，症例数

（1）対象23例（58〜88歳）

（2）対象23例（58〜88歳）

（3）対象5例（15〜30歳）

参考文献

1) 下田賢一郎, 他：流涎抑制に用いる5％スコポラミン軟膏：臨床の"困った"に応える病院薬局製剤（第15回）. 月刊薬事, 55(3):484-487, 2013.
2) 山口 徹, 他・総編：今日の治療指針2017, 医学書院, 2017.
3) Lukac M, et al: Is abandonment of nonoperative management of hypertrophic pyloric stenosis warranted?. Eur J Pediatr Surg, 23(1) 80-84, 2013.
4) 横山里佳, 他：スコポラミン混合軟膏による重症心身障害児・者の流涎のコントロール. 脳と発達, 26(4):357-358, 1994.

調 剤　服薬指導　投与方法　DI等情報

Q34 おむつかぶれに使用する外用剤について

Keyword　亜鉛華単軟膏，おむつかぶれ，ステロイド，エキザルベ，サトウザルベ，ベビーパウダー，洗浄，清潔，ケア方法

2015年2月#264

質問者
国立病院薬剤師

おむつかぶれの外用剤についてご相談です。

❓1　おむつかぶれに使用する外用剤は？
❓2　軟膏が剥がれ落ちない対策またはおススメのケアについて

　当院では亜鉛華単軟膏（10％）が採用されており，おむつかぶれに使用されています。動きによる摩擦や排泄物と一緒に軟膏がおしりからはがれ落ちてしまうことが多く，より硬い軟膏がほしいとの要望がありました。

　皮膚・排泄ケア認定看護師の経験と助言により，「亜鉛華単軟膏10g＋亜鉛華デンプン10g」という処方を試したところ，大変好評で全患児でこれを使いたいとの要望がありました。安定性，清潔性などの問題，何よりも混合の手間の点から，いったん保留としています。

　この他，亜鉛華単軟膏以外の軟膏製剤や医薬品以外を用いたケアの方法などもあれば，ご教授ください。

回答者A
調剤薬局
薬剤師

💡1　中等度ステロイド＋亜鉛華単軟膏，エキザルベ®
💡2　軟膏塗布の前に頻回の洗浄が前提

❓1　おむつかぶれに使用する外用剤は？

　当薬局は小児科からの処方箋がほとんどです。

　多いのは中等度のステロイド軟膏を単独で1週間塗布，その後で亜鉛華単軟膏です。

調剤　服薬指導　投与方法　DI等情報

② 軟膏が剥がれ落ちない対策またはおススメのケアについて

亜鉛華単軟膏が張りついてとれないときはオリーブ油でふき取ることをお伝えしています。

症状によっては，ステロイド軟膏のうえから亜鉛華単軟膏を被せるように覆うという方法で処方されます。ラッピング法などと勝手に呼ばせてもらっています。エキザルベ®についてもお母さん方の評価がいい薬です。

どの方法であれ，症状にさわりがなければ患部を清潔に保つために洗浄は欠かせないようです。

回答者B
私立病院
薬剤師

① エキザルベ®，または亜鉛華単軟膏（＋弱ステロイド）
② 十分な洗浄，ストーマケア用品のパウダー使用

① おむつかぶれに使用する外用剤は？

当院では通常，エキザルベ®ですが，症状がひどければ亜鉛華単軟膏，または亜鉛華単軟膏＋弱ステロイド軟膏のミックスを処方しています。外来，入院中のお母さんにもおむつ交換時にもお尻ふきより，水洗いしてガーゼで拭くことを勧めています。

② 軟膏が剥がれ落ちない対策またはおススメのケアについて

当院NICUでは，完全な軟膏の除去→塗り直しは沐浴時の1日1回とのことで，それ以外は，排泄物を除去した後に上から塗り直しているようです。

使っている薬はほとんどがエキザルベ®で何とかなる事例が多いのですが，その前段階としてストーマケア用のパウダーを使っている場合もあるようです。

当院はNICUといっても長期管理が必要な児の入院頻度が少ないために先生の施設ほどの問題が少ないのかもしれません。ストーマケアに使われている製剤が小児に適しているかどうかはわかりませんが，当院の現状として報告させていただきました。

● 硬質な軟膏の塗布は本当に必要か？

個人的見解で述べさせていただきますと，亜鉛華単軟膏だけでも塗り替えるときに剥がしにくいのにそこまで硬質な軟膏ではかえって刺激になって悪循環ではないのでしょうか。蒸れが原因のおむつかぶれなので，臀部を開放したり臀部浴を頻回にしてあげることのほうがお尻に優しいのではないかと思います。

Q34 おむつかぶれに使用する外用剤について

医療的立場だけでみてしまうと薬で対処となりがちですが，育児という観点からみると赤ちゃんに優しい方法を優先してあげたいと思います。

軽率な意見かもしれませんが全患児に軟膏の処方が必要とは思えません。

 質問者より

全例に軟膏の塗布は不要とのご見解はもっともだと思いました。院内の他薬剤師からも同様の意見がありました。皮膚への密着性ばかりを要求されていますが，根本的なおしりケアの方法について見直す機会かなと思いました。薬ばかりに頼らず，広い視点をもつことが大切ですね。

回答者C

調剤薬局薬剤師
（育児経験から）

? 1 アズレン軟膏＋亜鉛華単軟膏
? 2 流水での十分な洗浄

? 2 軟膏が剥がれ落ちない対策またはおススメのケアについて

私の娘が6カ月のときに大腸菌群にやられ1カ月下痢をいたしました。

そのときの経験からですが，まずは洗うのが一番です。

下痢をするたびシャワーで流していましたら，あっという間におむつかぶれはきれいになりました。

洗浄瓶のようなものを保温しておくグッズもありましたが，十分な流水で洗うのが一番でした。

亜鉛華単軟膏などを塗布しておりましたが，硬すぎると洗い流すのに苦労をしました。

アズレン軟膏を塗布して亜鉛華単軟膏でフタをする感じにしましたら，きれいに流せるし皮膚の保護にもなりました。

調剤　服薬指導　投与方法　DI等情報

? 1　亜鉛華単軟膏
? 2　頻回の洗浄，亜鉛華単軟膏の上からベビーパウダー，コットンに軟膏を乗せて貼る

? 2　軟膏が剥がれ落ちない対策またはおススメのケアについて

　薬剤師としてよりも，育児の経験からお話させていただきたいと思います。

　自分は亜鉛華単軟膏の上から，パフで市販品のベビーパウダーをはたいていました。

　軟膏のみですと，衣服が張りついて，さらに刺激を与える，衣服に薬がうつってしまうことにもなりますので張りつき予防の面からも有効であったように思いました。

　パフの替わりにお化粧用コットンを使用したこともありました。

　頻回の洗浄が一番有効だと思いますが，ただれがひどい場合，それも刺激の面から躊躇されることもあるかと思います。軟膏塗布時ですら痛がるので，コットンで薄く薬をとり，患部に塗るというよりは，押さえるように塗った覚えがあります。

? 1　院内製剤の亜鉛華白色軟膏
　　（亜鉛華単軟膏：白色軟膏＝1：1混合）
? 2　お湯でおしりを洗って温かいタオルでふく

? 1　おむつかぶれに使用する外用剤は？

　おむつかぶれについてですが，当院では亜鉛華白色軟膏というものを院内製剤しています。

　レシピとしては，亜鉛華単軟膏と白色軟膏を1：1で混合する，といった簡単なものです。

　亜鉛華白色軟膏は，のびもよくて，現場のスタッフからも好評です。

　当院ではずいぶん前からこれを院内製剤していたので，普通に病院院内製剤の書籍にあるものと思っていましたが，見つけることができませんでした。古い病院院内製剤の本には載っているかもしれません。

? 2　軟膏が剥がれ落ちない対策またはおススメのケアについて

　おむつかぶれには，お湯でおしりを洗って温かいタオルでふいてあげる，など

Q34 おむつかぶれに使用する外用剤について

はお薬がなくても，自宅でできるケア方法なのではないかと育児経験上，思います。

回答者F
小児病院
薬剤師

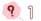

1. 亜鉛華単軟膏，症状がひどいときは亜鉛華単軟膏＋ストーマパウダーの混合
2. 頻回に厚めに塗布，洗浄は擦らないように1日1〜2回

1 おむつかぶれに使用する外用剤は？

当院では基本は亜鉛華単軟膏です。症状がひどいときは創面からの滲出液があるため，粉状皮膚保護剤（ストーマパウダー）を塗布してから亜鉛華単軟膏を重ね塗りし，さらに軟膏がおむつに付着するのを防ぐためにストーマパウダーを散布します。この方法が難しい場合は，ストーマパウダー：亜鉛華単軟膏＝3：7の割合で混合したものを塗布します。

2 軟膏が剥がれ落ちない対策またはおススメのケアについて

排便や排尿で軟膏がとれてしまうため，軟膏塗布はおむつ交換ごとにしています。おむつかぶれの発生原因は皮膚浸軟と摩擦によるものなので，排便時は擦る刺激を最小限にするため，毎回きれいに軟膏をふき取らず，便が付着した部分のみ軟膏を摘み取るようにふき，追加塗布するよう指導しています。塗布量は，おむつとの摩擦を防ぐため，肌が透けて見えない程度に厚めに塗布させます。

洗浄は1日1〜2回程度にしています。頻回な洗浄は，皮脂を失い皮膚バリア機能が失われるからです。石けん洗浄の前にベビーオイルや肛門清拭剤で，擦らず軟膏を浮き上がらせるようにやさしくクレンジングするよう指導します。ストーマパウダーを使用している場合はゲル化した軟膏が皮膚にくっついているので，時間をかけてていねいにクレンジングするよう指導します。クレンジング後に泡立てた石けんで擦らないように洗浄します。

質問者より

さまざまな工夫や製品，院内製剤のご紹介ありがとうございました。

私自身育児経験がないので，何よりもママさんのご経験によるお話は大変参考になります。

　日常ケアをするのは看護師さんや家族なので，薬剤師としての視点からだけでは見えてこない部分について勉強になりました。

　当院では，とりあえず亜鉛華デンプン混合処方は保留となりました。

　今後のケア方法については，いただいた情報なども参考にしながら，新生児集中ケア認定看護師，皮膚・排泄ケア認定看護師，小児科医，皮膚科医，褥瘡チームなどを巻き込み，少しずつ提案をしています。

 大学病院小児科医より

アメリカの皮膚科学会からの助言が出ているようです。

● **おむつかぶれ，予防と治療のヒント**
　①汚れたおむつはできるだけ早く交換する
　②おむつで覆う部分の清拭には，水と柔らかな布またはアルコールや香料を含まない乳幼児用ウェットティッシュを使う。重篤な炎症がある場合は，シャワーボトルを使って，水圧で静かに洗浄する。洗った後は空気乾燥させる。皮膚を乾燥させて治癒を図るため，子どもをできるだけ長い間おむつなしで過ごさせる
　③重篤なおむつかぶれには，酸化亜鉛を含むクリームを厚く塗る。おむつ交換のたびにふき取る必要はない
　④感染の徴候があった場合は，主治医や皮膚科専門医を受診する。発熱，水疱形成，発疹部からの排膿，難治性または進行性の発疹などのほか，苦痛の様子，不機嫌なども感染の徴候となる

Q35 抗ヒスタミン薬の使用について

DI等情報

Keyword 抗ヒスタミン薬，熱性けいれん，アトピー性皮膚炎，痙攣閾値，鎮静作用，血液脳関門

編集委員作成

質問者
薬局薬剤師

小児では経口の抗ヒスタミン薬の処方には注意が必要と聞きましたが，なぜですか？

Q1 経口ヒスタミン薬に注意が必要な理由とは

成人領域ではさまざまな疾患で抗ヒスタミン薬の処方を目にしますが，小児の薬物療法では経口の抗ヒスタミン薬の使用には注意が必要と聞きました。その理由を教えてください。

Q2 小児に使用できる抗ヒスタミン薬とは

小児に抗ヒスタミン薬を使用する場合，どのような抗ヒスタミン薬を使用するのか教えてください。

回答者A
病院薬剤師

Q1 中枢神経系への影響が懸念される

Q1 経口ヒスタミン薬に注意が必要な理由とは

小児では，第一世代抗ヒスタミン薬や鎮静性抗ヒスタミン薬など血液－脳関門を通過しやすい薬剤について，中枢神経系への影響の懸念があります。

● 世代による分類

抗ヒスタミン薬には，抗コリン作用や鎮静作用が比較的強い第一世代と中枢神経系に対する作用が極めて小さく抗コリン作用のない第二世代抗ヒスタミン薬があり[1,2]市販された時期を目安として分類されています[3]。

1）第一世代

第一世代の抗ヒスタミン薬は，脂溶性で血液-脳関門を通過し中枢神経系に作用します。通常治療域での中枢抑制作用と中毒域での中枢興奮作用がみられ，脳内ヒスタミン神経がH_1受容体を介して痙攣の抑制系として作用するため，小児では成人に比べて鎮静作用などの中枢抑制作用よりも，痙攣や興奮などの中枢興奮作用に注意が必要です[2]。

2）第二世代

第二世代は第一世代に比べ，血液-脳関門を通過しにくいといわれています[4]。そのため眠くなりにくいなど，副作用が少ないといわれています。

● 鎮静作用による分類（脳内H_1受容体占拠率）

中枢移行性による鎮静の程度による分類では，非鎮静性（脳内H_1受容体占拠率20％以下），軽度鎮静性（脳内H_1受容体占拠率20～50％），鎮静性（脳内H_1受容体占拠率50％以上）の3つに分類されます[5]（図）。

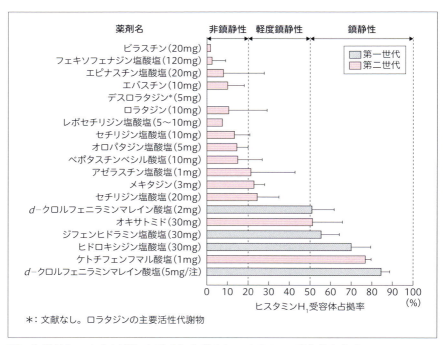

＊：文献なし。ロラタジンの主要活性代謝物

図　各種抗ヒスタミン薬におけるヒト脳内ヒスタミンH_1受容体占有率

〔文献5)～10)を参考に作成〕

第二世代抗ヒスタミン薬でもオキサトミド，ケトチフェンは鎮静性に分類されますが，小児でも使用可能なため注意が必要です[1]。特に，ケトチフェン（ザジテン®）は，脳内のH₁受容体占拠率を比較したなかで最も強力な鎮静作用をもつとされています[5]。

回答者B
病院薬剤師

？1 痙攣の閾値を下げる可能性がある

？1 経口ヒスタミン薬に注意が必要な理由とは

小児では痙攣の閾値を下げる可能性があるため，熱性けいれんやてんかんの既往には注意しなくてはなりません。

当院の小児科医が経験した，熱性けいれん発症時に抗ヒスタミン薬を使用していた症例を紹介します。

事例1　熱性けいれん　1歳児

両親，兄弟に熱性けいれんの既往がある1歳児が38.1℃の発熱で2分間の強直性痙攣を起こして救急搬送されました。近医より上気道炎の診断にてカルボシステイン，アンブロキソール塩酸塩，クレマスチンフマル酸塩を処方され服用していました。

医師からのアドバイス

クレマスチンフマル酸塩は第一世代の抗ヒスタミン薬です。第一世代の抗ヒスタミン薬のように脳内移行性の高い抗ヒスタミン薬は，痙攣の閾値を下げる可能性が指摘されており[9]，クレマスチンフマル酸塩の添付文書にも重大な副作用として注意喚起されています。そのため，処方元の医師へ情報を提供しました。

この他に抗ヒスタミン薬の有名な副作用としては，眠気，分泌物抑制，口渇などがあります。そのような副作用は，特に子どもにとってはないに越したことはありません。子どもの年齢が小さければ小さいほど，それらが予期せぬ行動や症状につながっていく可能性もあります。抗ヒスタミン薬使用時には使用の必要性を考えることも大切です。

DI等情報

● 熱性けいれんでの報告の実際

熱性けいれん診療ガイドラインでは，抗ヒスタミン薬服用中の症例では，発熱からけいれん発症までの時間が短縮されたり，発作持続時間が延長されたりすることが報告されています[3]。ただし，現時点では，抗ヒスタミン薬自体が熱性けいれんの発症率，再発率を上昇させるというデータはありません[3]。そのため，熱性けいれんの既往のある小児における抗ヒスタミン薬の使用に関して，ガイドラインでは「熱性けいれんの既往のある小児に対しては発熱性疾患罹患中における鎮静性抗ヒスタミン薬の使用は熱性けいれんの持続時間を長くする可能性があり推奨されない。抗ヒスタミン薬の投与量，投与期間，薬剤別の使用者数を明示したものはなく不十分な検討であるが，熱性けいれん自体がけいれん準備性の高さから発症するとすれば少しでもその特性に影響を与える可能性がある薬剤には，「Do no harm」の原則に従い注意すべきである」としています[3]。

回答者C
病院薬剤師

❓❷ 非鎮静性の第二世代抗ヒスタミン薬を選択

❓❷ 小児に使用できる抗ヒスタミン薬とは

小児では特に鎮静性の抗ヒスタミン薬の使用に注意が必要ですが，副作用を心配するあまりに必要な薬物療法が選択されないことは避けるべきです。

薬剤としては，非鎮静性の第二世代抗ヒスタミン薬が推奨されます(表)。非鎮静性の第二世代抗ヒスタミン薬は，眠気やインペアードパフォーマンス(学習能力の低下，集中力，判断力，作業効率の低下)，痙攣の懸念が少なく小児へも使用しやすい[2]といわれています。

● 抗ヒスタミン薬使用前に既往歴，家族歴を要確認

抗ヒスタミン薬の使用前には，熱性けいれんやてんかんなどの既往の有無，抗ヒスタミン薬を使用したことによる眠気などの副作用の有無を確認します。また，両親いずれかの熱性けいれん既往歴が熱性けいれん再発予測因子の一つに含まれている[3]ため，家族歴で既往の有無を確認します。

当院医師による小児への抗ヒスタミン薬使用例として外来診療でのアトピー性皮膚炎例を紹介します。

Q35 抗ヒスタミン薬の使用について

事例2 アトピー性皮膚炎　5歳女児

　アトピー性皮膚炎で通院中，花粉症を契機に瘙痒が強くなり受診。
　皮膚のスキンケア方法の見直しと同時に，一時的にフェキソフェナジンドライシロップが処方されました。
　1週間フェキソフェナジンドライシロップを定期内服として，その後は瘙痒に合わせて頓用で使用するように指導し，症状と使用回数を聞きながら，3週間程度で減量中止となりました。

医師からのアドバイス

　アトピー性皮膚炎では，基本的にかゆみのコントロールの原則はスキンケア（清潔保持およびステロイド外用薬・保湿薬の塗布）が第一です。しかし，アトピー性皮膚炎は，増悪を繰り返す慢性疾患なので，花粉症や感冒を契機に悪化して瘙痒が強くなってしまうことがあります。このようなときに，瘙痒が日常生活に支障を来してしまうようであれば，瘙痒を緩和する目的で一時的に抗ヒスタミン薬（非鎮静性第二世代）を使用することがあります。搔爬行動も皮膚の状態を悪化させる因子ですので，これを抑える効果も狙って使用します。同時に，皮膚のスキンケア方法を見直すことで早期に皮膚の状態をコントロールし，瘙痒がない状態を目指します。皮膚の状態がコントロールされれば，瘙痒は軽快し抗ヒスタミン薬は不要になります。

　このように，抗ヒスタミン薬は必要なときに必要な期間しっかりと使用することがポイントではないでしょうか。

DI 等情報

表　抗ヒスタミン比較表

世代	系列	鎮静分類	一般名
第一世代抗ヒスタミン薬	フェノチアジン系		アリメマジン酒石酸塩
	エタノールアミン系		クレマスチンフマル酸塩
	プロピルアミン系		クロルフェニラミンマレイン酸塩
	プロピルアミン系		d-クロルフェニラミンマレイン酸塩
	エタノールアミン系		ジフェニルピラリン塩酸塩
	エタノールアミン系		ジフェンヒドラミン塩酸塩
	エタノールアミン系		ジフェンヒドラミン塩酸塩・臭化カルシウム
	ピペリジン系		シプロヘプタジン塩酸塩水和物
	ピペラジン系		ヒドロキシジン塩酸塩
	ピペラジン系		ヒドロキシジンパモ酸塩
	フェノチアジン系		プロメタジン塩酸塩
	ピペラジン系		ホモクロルシクリジン塩酸塩
第二世代抗ヒスタミン薬		軽度鎮静性	アゼラスチン塩酸塩
		非鎮静性	エバスチン
		非鎮静性	エピナスチン塩酸塩
		非鎮静性	エメダスチンフマル酸塩
		鎮静性	オキサトミド
		非鎮静性	オロパタジン塩酸塩
		鎮静性	ケトチフェンフマル酸塩
		非鎮静性（10mg） 軽度鎮静性（20mg）	セチリジン塩酸塩
		非鎮静性	デスロラタジン
		非鎮静性	ビラスチン
		非鎮静性	フェキソフェナジン塩酸塩
		非鎮静性	ベポタスチンベシル酸塩
		軽度鎮静性	メキタジン
		非鎮静性	レボセチリジン塩酸塩
		非鎮静性	ロラタジン

注：脳内 H_1 受容体占拠率が50％以上を sedative（鎮静性），50～20％を less-sedative（軽度鎮静性），20％以下を non-sedative（非鎮静性）と3群に分ける

Q35 抗ヒスタミン薬の使用について

主な商品名	剤　形
アリメジン	シロップ0.05%
タベジール	錠1mg，散0.1%・1%，シロップ0.01%
アレルギン	散1%
クロルフェニラミンマレイン酸塩	散1%，シロップ0.05%
ネオレスタミン	コーワ散1%
ポララミン	シロップ0.04%，ドライシロップ0.2%，散1%，錠2mg，注5mg
ネオマレルミンTR	錠6mg
ハイスタミン	注2mg
ジフェンヒドラミン塩酸塩「日新」	注10mg・30mg
レスタミンコーワ	錠10mg
レスカルミン	注5mg
ペリアクチン	錠4mg，散1%，シロップ0.04%
アタラックス	錠10mg・25mg，－P注射液25mg・50mg，
アタラックス−P	カプセル25mg・50mg，ドライシロップ2.5%，シロップ0.5%，散10%
ヒベルナ	注25mg，糖衣錠5mg・25mg
ピレチア	細粒10%，錠5mg・25mg
ホモクロミン	錠10mg
アゼプチン	錠0.5mg・1mg
エバステル	錠5mg/10mg，OD錠5mg・10mg
アレジオン	ドライシロップ1%，点眼液0.05%，錠10mg・20mg
ダレン	カプセル1mg・2mg
レミカット	カプセル1mg・2mg
セルテクト	錠30mg，ドライシロップ2%
アレロック	OD錠2.5mg・5mg，錠2.5mg・5mg，顆粒0.5%
ザジテン	カプセル1mg，シロップ0.02%，ドライシロップ0.1%，点眼液・点鼻液0.05%
ジルテック	ドライシロップ1.25%，錠5mg・10mg
デザレックス	錠5mg
ビノレア	錠20mg
アレグラ	錠30mg・60mg，OD錠60mg，ドライシロップ5%
タリオン	錠5mg・10mg，OD錠5mg・10mg
ニポラジン ゼスラン	錠3mg，小児用シロップ0.03%，小児用細粒0.6%
ザイザル	シロップ0.05%，錠5mg
クラリチン	錠10mg，レディタブ錠10mg，ドライシロップ1%

〔文献1），4），7），8），12），13）を参考に作成〕

参考文献

1) 日本皮膚科学会アトピー性皮膚炎診療ガイドライン作成委員会：アトピー性皮膚炎診療ガイドライン2016年版．日本皮膚科学会雑誌, 126(2):121-155, 2016.
2) 国立成育医療研究センター薬剤部・編：小児科領域の薬剤業務ハンドブック第2版．じほう, pp147-150, 2016.
3) 日本小児神経学会・監：熱性けいれん診療ガイドライン策定委員会・編：熱性けいれん診療ガイドライン2015．診断と治療社, pp66-70, 2015.
4) 谷内和彦, 長沼史登：第二世代抗ヒスタミン薬の薬理学的特徴．日本医事新報, No.4547, pp57-59, 2011.
5) 谷内一彦 他：抗ヒスタミン薬の薬理学．日耳鼻, 112:99-103, 2009.
6) Yanai K, Zhang D, et. al: Positron emission tomography evaluation of sedative properties of antihistamines. Expert Opin Drug Saf, 10(4):613-622, 2011.
7) 鼻アレルギー診療ガイドライン作成委員会：鼻アレルギー診療ガイドライン―通年性鼻炎と花粉症―2016年版(改訂第8版)．ライフ・サイエンス, 2015.
8) 各医薬品添付文書，IF等
9) Farré M, Pérez-Mañá C, Papaseit E, et al: Bilastine vs. hydroxyzine: occupation of brain histamine H_1-receptors evaluated by positron emission tomography in healthy volunteers. Br J Clin Pharmacol, 78(5):970-80, 2014.
10) Hiraoka K, Tashiro M, Grobosch T, : Brain histamine H1 receptor occupancy measured by PET after oral administration of levocetirizine, a non-sedating antihistamine. Expert Opin Drug Saf, 14(2):199-206, 2015.
11) 竹内義博：日常診療で頻用される抗ヒスタミン薬を検証する―脳科学の立場から―．日本小児臨床薬理学会雑誌, 25(1):11-15, 2012.
12) 日本アレルギー学会アトピー性皮膚炎診療ガイドライン専門部会：アトピー性皮膚炎診療ガイドライン2015(片山一朗・監)．協和企画, 2015.
13) 高橋武士：医療トピックス；くすり一口メモ．鹿児島市医報, 55(7):22-23, 2016.

DI等情報

Q36 造血幹細胞移植・臓器移植後や手術後の予防接種について

Keyword 免疫抑制患者, 術後, 化学療法後, 予防接種
2013年12月 #19

質問者
総合病院薬剤師

今回は予防接種に関して，皆様にうかがいたいことがあり投稿させていただきました。
通常の予防接種に関しては一般的に推奨されているスケジュールがありますが，輸血後，移植（臓器移植，造血細胞移植）後，化学療法後，術後（小手術，大手術）に関しては明確な基準がないように思います。

❓ 移植後などの特殊状況下での予防接種について

免疫抑制その他特殊な状況下でのワクチン接種における指標はあるのでしょうか？
先生方の施設ではどのような基準で予防接種を行っているのでしょうか？
その根拠となるエビデンスなども含めてお教えいただけると幸いです。

回答者A
小児病院薬剤師

❓ 各種ガイドラインに沿って接種時期を検討

❓ 移植後などの特殊状況下での予防接種について

当院の感染症科医師に聞いてみました。

● **輸血，血液製剤投与後**

輸血後，血漿分画製剤投与後に関しては，日本ワクチン産業協会のQ&A集[1]を基準に行っています。
米国のREDBOOK[2]などにも記載はありますが，日本と米国で記載の期間が異なります。

これについては，原則国内のものに準拠して行っているそうです。

● 移植後の予防接種

質問のあった 2013 年 12 月当時，移植に関して日本では，日本造血細胞移植学会のガイドライン[3]が出ているのみでした。

2017 年夏現在，日本小児感染症学会監修「小児の臓器移植および免疫不全における予防接種ガイドライン 2014」[4]が発刊されています。本ガイドラインでは，下記疾患患者への予防接種について記載があります。

- 小児固形臓器移植患者
- 小児造血細胞移植患者
- 原発性免疫不全症候群患者
- 小児血液悪性腫瘍患者
- 小児慢性腎臓病患者
- 小児リウマチ性疾患患者
- 炎症性腸疾患など慢性消化器疾患児
- 無脾症および摘脾患者

● 免疫抑制者への予防接種

2013 年に米国感染症学会から，免疫抑制者に対する予防接種ガイドライン[5]が発表されました。日本の現状とは異なり日本にない製剤も登場しますが，多いに参考にはなるものと思います。

● がん化学療法後の予防接種

質問のあった 2013 年 12 月当時はガイドラインを作成中でしたが，前述の「小児の臓器移植および免疫不全における予防接種ガイドライン 2014」[4]に記載があります。血液がん患者において，治療終了後不活化ワクチンは 3 〜 6 カ月，生ワクチンは 6 カ月後以降に接種を行うとの記載があります。

● 手術後の予防接種について

術後に関しては，明確な記載はなく主治医の裁量で行っていると思います。

術後の感染や全身状態との兼ね合いで，術侵襲の大きさなどは加味するかと思いますが，概ね 1 〜 2 週間程度で接種可能なことが多いかと思います。

大手術の場合は，この限りではないと思います。

● 生ワクチンと不活化ワクチンでの対応の違い

ちなみに，生ワクチンと不活化ワクチンで対応はいずれも異なってくると思い

Q36 造血幹細胞移植・臓器移植後や手術後の予防接種について

ます。

　施設ごとに基準を設けて行っていることが多いとは思いますが，当院の肝移植を例に挙げますと，不活化ワクチンは1年後（季節性インフルエンザワクチンのみ移植後6カ月）から，生ワクチンは通常免疫抑制者では禁忌である旨をインフォームドコンセントしたうえで，2年後以降に免疫抑制剤が単剤になり肝機能が安定していることを確認して接種しています。

　以上，ご参考になれば幸いです。

 質問者より

大変参考となる情報を提供いただきありがとうございます。

　ガイドライン作成中とのことですが，やはり現在で明確なものはないですね。いただいた情報などをもとに検討していきたいと思います。

　ありがとうございます。

参考文献

1) 岡部信彦，多屋馨子：予防接種に関するQ&A集2016．日本ワクチン産業協会，2016．
2) American Academy of Pediatrics: REDBOOK 2015 30th edition (edited by Kimberlin DW, et al), 2015.
3) 日本造血細胞移植学会：造血細胞移植ガイドライン（https://www.jshct.com/guideline/）
4) 日本小児感染症学会・監：小児の臓器移植および免疫不全状態における予防接種ガイドライン2014．協和企画，2014．
5) Rubin LG, et al: 2013 IDSA Clinical Practice Guideline for Vaccination of the Immunocompromised Host. Clin Infect Dis, 59(1):144, 2014. (https://academic.oup.com/cid/article-lookup/doi/10.1093/cid/cit684)

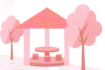

Q37 風邪症候群と抗菌薬について

Keyword 抗菌薬適正使用，ウイルス感染症，ウイルス，細菌，耐性菌
編集委員作成

質問者
薬局薬剤師

医師から抗菌薬が不要と判断され処方されていない患児への対応方法について教えてください。

❓ 抗菌薬が不要な場合の上手な説明とは

　薬局の窓口で，発熱している患児に解熱剤のみが処方されている場合，保護者から「これだけですか？　抗菌薬は出てないのですか？」と尋ねられることがあります。必要ないからと答えていますが，保護者は納得しきれず不安な面持ちで帰っていきます。納得して安心してもらうにはどうすればよいですか？

回答者A
薬局薬剤師

❓ 保護者が不安に思っている理由を確認したうえで具体的な説明を

❓ 抗菌薬が不要な場合の上手な説明とは

　医師の診察で抗菌薬が不要と判断された際に，それでも抗菌薬を希望する保護者は，不安を抱えていることがあります。なぜ不安に思っているのか，その理由を確認したうえで状況に合わせて対応するため，面談時に保護者や患児からの病状聴取だけでなく，医師からの説明内容を確認して診察時の状況を把握してから，指導を行います。

事例	咽頭結膜熱　2歳　男児

- 咽頭結膜熱による発熱2日目

風邪症候群と抗菌薬について

- 処方薬：アセトアミノフェン

　服薬指導の際，母親から「抗菌薬は本当にいらないのですか」と聞かれました。薬剤師が質問の理由について尋ねると，「熱がとても高く普段より食欲もなくて心配」とのことでした。さらに医師からの説明内容を確認すると，「アデノウイルスによる咽頭結膜熱のため抗菌薬は不要であり，3〜4日くらいでよくなるといわれている」と回答がありました。

薬剤師の対応

　薬剤師は，今回診断されたアデノウイルスという"ウイルス"による感染症の場合には抗菌薬が効かないこと，抗菌薬は細菌による感染症以外には効果がないことを説明しました。また，抗菌薬は処方されていませんが，高熱によって体力が消耗することを防ぐために解熱剤が処方されていることについて説明しました。

　そして，現在の症状は，医師の説明通り3日程度持続する可能性があること，食事摂取量が低下しているとのことなので，脱水を防ぐために積極的に水分を飲ませるよう伝えました。さらに，食事だけでなく水分も摂取できなくなった場合や，医師の説明にあった目安の3日以上たっても症状が持続する場合には，再度受診するよう伝えました。

保護者の反応

　母親からは，「病気の原因がウイルスの場合は抗菌薬がいらないこと，その他水分摂取や症状が続く場合など注意しないといけないポイントもていねいに説明してもらい，安心できました」との返答がありました。

● 咽頭結膜熱とは[1]

　発熱，咽頭炎，眼症状を主とする小児の急性ウイルス性感染症であり，数種の型のアデノウイルスが原因となります。発熱で発症し，頭痛，食欲不振，全身倦怠感とともに，咽頭炎による咽頭痛，結膜炎にともなう結膜充血，眼痛，羞明，流涙，眼脂を訴え，3〜5日間程度持続します。アデノウイルス感染症は，乳幼児の急性気道感染症の10％前後といわれています。

● 発熱の原因とウイルスについての説明のポイント

　子どもの発熱の原因として最も多いのは感染症で，そのうち8〜9割はウイルスによる感染といわれています[2]。そして，風邪症候群や気管支炎など一般的なウイルス感染症の原因となるウイルスに対して効果のある抗ウイルス薬はありま

せん。そのため，多くのウイルスによる感染症の治療では，感染症によって生じる各症状に対しての対症療法が中心となることを説明します。

● 抗菌薬を使用する場合・しない場合の説明のポイント

抗菌薬は，細菌感染症の治療に使われる薬であり，細菌の増殖抑制や殺菌効果があります。子どもでは，一部の中耳炎，肺炎，尿路感染症などに使用します。子どもの感染症を引き起こす原因であっても細菌とウイルスはまったく異なり，抗菌薬はウイルスによる感染には効果がないため，ウイルスによる感染症には抗菌薬は使用しないことを伝えます。

● 不適切な抗菌薬の使用による弊害の説明

適切に抗菌薬を使用しないことで最も懸念されるのが耐性菌の出現です。耐性菌による感染症に罹患した場合には，効果のある抗菌薬が少ないため治療が難しくなり，治るまでに時間がかかったり，場合によっては入院が必要になったりすることも説明します。今後，子どもが罹患する可能性のある細菌感染症の治療に対して効果のある抗菌薬を残しておくために，抗菌薬を適正に使用して耐性菌の出現を未然に防ぐ重要性を伝えることが大切です。

● 抗菌薬適正使用の説明のポイント

処方された抗菌薬は，症状がなくなったからといって自己判断で終了せず，指示通りに飲み切るよう伝えます。また，抗菌薬は細菌の種類や感染した部位などから薬剤を選択し，処方される薬の量は，菌の種類・疾患，年齢・体重などによって調節されるため，以前に処方された抗菌薬の残りは飲まずに廃棄することも説明します。

● 否定的な説明だけでなく，肯定的な説明や具体的な対応方法の提示

抗菌薬が不要な場合には，抗菌薬処方以外の対応方法と今後の受診勧奨に関する情報提供などを心がけます。たとえば，去痰薬が処方されている場合には，「抗菌薬を処方されていない代わりに，痰を出やすくして痰が絡むことによる不快感を和らげる薬が処方されています」と代替となっている症状緩和の薬剤の意味合いについて伝えます。また，今後症状が改善しなかった場合の受診勧奨について医師からどのように指示されているかを確認し，その理由と必要性について説明すると，抗菌薬が不要な理由を説明するだけよりも受け入れられることが多いことが報告されています[3]。

Q37 風邪症候群と抗菌薬について

 小児科医より

日ごろから抗菌薬の適正使用について啓蒙する機会を意識しましょう

● **抗菌薬についての正しい知識を広める大切さ**

「抗菌薬は出ていないのですか？」という患者さんの質問の背景には，診察室内での医師との対話があり，薬剤師が薬局で一般論だけに基づいて対応することは難しいでしょう。一方で，医師や患者の一部（後述参照）では「熱が出たら念のため抗菌薬」，「風邪をひいたらとりあえず抗菌薬」という意識があり，風邪症候群に抗菌薬が処方される場合もあります。耐性菌の出現を減らし，抗菌薬の適正使用を推進するために，普段から啓蒙していくことが重要だと思います。たとえば，薬局の待合室に手作りのリーフレットを置くなどして，抗菌薬の適正使用について伝えていくことも大切なことではないでしょうか。

● **小児科医や患児保護者の意識**

上気道炎に対する抗菌薬の使用に関して，小児科医師およびその小児科に通院する患者（母親91％）を対象に行ったアンケート調査が報告されています[4]。

小児科医223名の回答では，発熱を伴う上気道炎に対する抗菌薬の投与は，原則不投与22％，条件的投与62％，投与14％であり，「上気道炎には抗菌薬は無効で二次感染予防効果もない」ことに65％がほぼ同意した。

患者2,081名の回答では，発熱を伴う風邪症候群で75％が抗菌薬を希望し，抗菌薬が風邪症候群に無効であることを71％の患者が「よく知っている」または「聞いたことがある」と回答したが，「よく知っている」患者でも抗菌薬により「改善した」と回答した者が40％いた。また，患者側から発熱を伴う風邪症候群で抗菌薬を希望するのは，「いつも」28％，「時々」47％，「ほとんど希望せず」21％であった。

このように保護者は，子どもの症状に対する不安から風邪症候群に抗菌薬は必要ないと知っていても，抗菌薬の処方を希望している可能性があることがわかります。やはり，保護者に正しい情報を伝え，不安な気持ちを取り除くことが重要となります。

服薬指導　DI 等情報

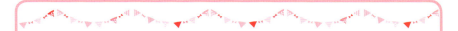

コラム 12　日本における耐性菌対策について

　抗菌薬の不適切な使用を背景とする薬剤耐性菌対策は，国際社会における大きな課題となっています。2015 年 5 月世界保健機関は，薬剤耐性（AMR：Antimicrobial Resistance）対策に関するグローバルアクションプランを採択し，加盟各国に対して 2 年以内に薬剤耐性に関する国家行動計画を策定することを求めました。

　この採択を受けて，日本でも 2016 年 4 月に AMR 対策アクションプランが策定されています[5]。日本の AMR アクションプランの成果指標では「2020 年の人口千人あたりの一日抗菌薬使用量を 2013 年の水準の 3 分の 2 に減少させる」ことなどが設定されています[6]。

　また，厚生労働省では，適正な感染症診療を広げ，患者に有害事象をもたらすことなく抗微生物薬の不適正使用を減少させることを目的として，2017 年 6 月に「抗微生物薬適正使用の手引き第一版」[3] を作成しました。

　この他にも，AMR 対策に係る普及啓発イベントが開催されたり，関連する学会から抗微生物薬適正使用支援を行うためのプログラム（ASP：Antimicrobial Stewardship Program）を推進させるための提言が発表されています[7]。今後，各取り組みの評価がなされていくことになります。自分達の施設でも ASP の推進について見直してみてはいかがでしょうか。

回答作成時引用資料

1) 国立感染症研究所　咽頭結膜熱とは
　http://www.niid.go.jp/niid/ja/kansennohanashi/323-pcf-intro.html
2) 安次嶺 馨，我那覇 仁・編：小児科レジデントマニュアル　第3版．医学書院，2015．
3) 厚生労働省健康局結核感染症課：抗微生物薬適正使用の手引き　第一版．2017．(http://www.mhlw.go.jp/file/06-Seisakujouhou-10900000-Kenkoukyoku/0000166612.pdf)
4) 泉谷徳男，他：上気道炎に対する抗菌薬使用に関する医師および患者アンケート調査報告．小児保健研究，67(4)：656-660，2008．
5) 厚生労働省：薬剤耐性（AMR）対策について(http://www.mhlw.go.jp/stf/seisakunitsuite/bunya/0000120172.html)
6) 厚生労働省：薬剤耐性（AMR）アクションプラン（本体）(http://www.mhlw.go.jp/file/06-Seisakujouhou-10900000-Kenkoukyoku/0000120769.pdf)
7) 門田淳一，二木芳人：抗菌薬の適正使用に向けた8学会提言：「抗菌薬適正使用支援（Antimicrobial Stewardship：AS）プログラム推進のために」．日本化学療法学会誌，64(3)：379-385，2016．

DI等情報

Q38 発熱時の受診勧奨の実際について

Keyword 発熱，受診のタイミング，解熱鎮痛剤，経口補液
編集委員作成

質問者
薬局薬剤師

薬局では，夕方以降の児の発熱について，保護者から小児救急外来を受診すべきかとの相談を受けることが少なくありません。

発熱時の相談への対応

このような発熱時の相談にどのように対応すべきか，またはどのように対応されているのか教えていただけないでしょうか。

回答者A
病院薬剤師
（救急センター）

「こども急病電話相談」にて対応

発熱時の相談への対応

当センターでは「こども急病電話相談」として，看護師による電話相談・助言事業を行っております。看護師が医師，薬剤師と連携して対応し，薬剤についての相談は薬剤師が看護師に対し助言を行って対応しております。

● 受診のタイミング

発熱の相談は総相談件数の約3割を占めており，症状別内訳では一番多い相談内容です。発熱は保護者が体温計で測ることが可能であり，具体的に数値が示されるため一番わかりやすい子どもの症状です。そのため，必要以上に心配することが多いのだと思いますが，実際には緊急を要する例が少ない相談内容です。

当センターでは，以下の点を特に確認し，受診勧奨の必要性を検討しており

ます。
　①生後3カ月未満の乳児による発熱かどうか
　②機嫌が悪い，元気がなくぐったりしているか
　③呼吸系に異常はないか（息苦しさなど）

　なお，当センターにおける総相談件数のうち，救急受診勧奨の割合は約2割です（発熱以外の症例も含む）。相談時の判断で緊急を要せず家で様子をみて，翌日の昼間にかかりつけ医への受診を勧めても，ご家族が心配であれば当センターを受診する場合もあります。

● **解熱鎮痛剤について**

　解熱鎮痛剤についての正しい知識をご家族に伝えることも大切です。

　小児の場合，発熱がありぐったりしているときに，体力消耗を抑えるために解熱鎮痛剤を使用します。しかし，熱によって頭に障害が起こるのが心配という理由で熱があっても元気そうな子どもに使用している例や，解熱鎮痛剤を使用しても熱が下がらないと心配し，必要以上に使用している例がみられます。

　解熱鎮痛剤は対症療法であり，少しでも熱を下げることにより体力が回復し，水分補給もできる状態にするための薬であることを保護者に説明し，理解してもらうことは非常に重要なことと考えます。

回答者B　病院薬剤師

小児救急電話相談事業（長野県＃8000）にて対応

発熱時の相談への対応

　小児救急電話相談事業は，全国で同一の短縮番号「＃8000」に電話することで，休日・夜間の急な子どもの病気の対処法や受診の必要性などを相談できるものです。

　各自治体により対応者が異なりますが（医師，看護師，薬剤師，保健師など），長野県では，「長野県＃8000」（0263-34-8000）を設置しており，どの相談員（医師，看護師，薬剤師）も均質な回答ができるように研修会などを行っています。

　発熱や解熱剤の使用についての相談では，熱の高さよりも子どもの状態が大切と考え，必ず下記のようなことを確認することにしています。この項目のなかに1つでも該当するものがあれば受診を勧めます。そうでなければクーリングや

発熱時の受診勧奨の実際について

こまめな水分補給をして今夜は家で様子をみてもよいと伝えています。
　①生後3カ月未満の乳児で体温が38.0℃以上ある
　②不機嫌でぐったりしていて，あやしても笑わない
　③眠ってもすぐに起きる
　④しつこい嘔吐，強い咳込み，頭痛がある
　⑤関節が腫れたり，強く痛がる
　⑥水分を受け付けず，半日ほど排尿がない
　⑦顔色が悪い，手足の色が悪く冷たい
　⑧呼吸がおかしい
　⑨痙攣や意識障害を伴う

　また，同様の対応法は小児救急の小冊子[1]として作成されたり，日本小児科学会「こどもの救急」ホームページ[2]や多くの病院や小児科クリニック，福祉保健局のホームページなどにも掲載されています。近隣の病院やクリニックのホームページなどもご参考にされたらいかがでしょうか。

医師より対応法を学び，相談に回答

❓ 発熱時の相談への対応

　薬局でも保護者から相談を受けることがあります。当薬局でも医師の指導のもと，対応方法を学び，また，東京都立小児総合医療センターのホームページに掲載されている「患者さんへの症状別・家庭でできる子どものケア：発熱した時」[3]なども利用して回答しています。

● 家庭でのケアの方法も伝達

　保護者の相談を聞き，受診せずに自宅で様子をみることになった場合は，自宅でできる発熱時のケアをお伝えしています。脱水状態にならないようにOS-1®などの経口補水液を飲用させ，できるだけ水分を摂取することと，体が熱く，本人が嫌がらないようであれば，橈骨動脈，腋下動脈，鼠径動脈を保冷剤などで冷やしながら様子をみるように伝えています。
　また，解熱鎮痛剤が自宅にあるか確認し，医療機関で処方された解熱鎮痛剤は医師の指示通りに使用するように説明しています。自宅に解熱鎮痛剤がない

場合は，一般用医薬品のなかでも総合感冒薬ではなく，アセトアミノフェン単剤の解熱鎮痛剤を勧めています。そして，翌日には必ずかかりつけ医を受診するように伝えています。

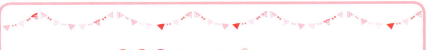

コラム13 OS-1® について

　OS-1®は，脱水時に不足している水と電解質を含み，それらの吸収速度を高めるために，ブドウ糖が少量配合された経口補水液です。一般的なスポーツドリンクよりも電解質濃度が高く，糖濃度が低い組成になっています。そのため，軽度から中等度の脱水状態の水・電解質を補給・維持するのに適した病者用食品として販売されています。

　小児急性胃腸炎診療ガイドライン2017年版においても，経口補水液を用いた初期治療は，脱水のない，もしくは中等度以下の脱水のある小児急性胃腸炎に対して推奨されています[4]。

　投与方法としては，小児急性胃腸炎に対して各国機関のガイドラインを参考とし，喪失した水分と同量を経口補水液の経口投与により3〜4時間かけて補正することが推奨されています[4]。ほとんどのガイドラインにおける初期補液では，乳幼児・小児は，時間をかけて摂取させるため，ティースプーン，スポイトなどを用いて，ティースプーン1杯もしくは5mLずつなどの少量ずつから始めて徐々に増やしていくよう指導されています[4]。ペットボトルのキャップ3/4程度の量も5mLの目安になります。

　OS-1®の外装にも1日の目安摂取量として，幼児では300〜600mL(g)/日，乳児では体重1kgあたり30〜50mL(g)/日が表記されています[5]。この目安量を上述のように適宜増減して，時間をかけて摂取しジュースのように一気に飲まないように注意します。

　味のせいで子どもが飲むのを拒否する場合，OS-1®を凍らせてシャーベット状にしたり，一口大の氷として与えたり，少し温めるなどして与えることはできますが，水やジュースに希釈すると組成が変わってしまうため，希釈しないようにしてください。また，ゼリー製剤は凍らせると物性が変わってしまいますので，凍らせないようにしてください[5]。

発熱時の受診勧奨の実際について

参考文献

1) 白石裕子，西田志穂，他：小児救急ホームケアガイド こんなときは，どうするの？（山中龍宏・監，小児救急看護認定看護師会・編）．健康と良い友だち社，2010．
2) 日本小児科学会：こどもの救急（対象年齢生後1カ月〜6歳）．（http://kodomo-qq.jp/）
3) 東京都立小児総合医療センターHP：発熱した時；症状別・家庭でできる子どものケア，患者さんへ．http://www.byouin.metro.tokyo.jp/shouni/kanja/kyukyu/homecare_hatsunetsu.pdf
4) 日本小児救急医学会診療ガイドライン作成委員会・編：小児急性胃腸炎診療ガイドライン2017年版．2017．
5) 株式会社大塚製薬工場：経口補水液OS-1（http://www.os-1.jp/）

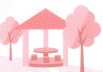

Q39 集団生活でのアナフィラキシーに対するエピペンの使用について

Keyword エピペン，学校薬剤師，アナフィラキシー，保管，貯法
編集委員作成

質問者
薬局薬剤師

 1 教職員へのエピペンの指導法

学校薬剤師としてエピペン®注射液（以下，エピペン）について学校の先生に指導する際に，どのような配慮をすればよいでしょうか？ 疾患に対する理解度や許容される医療行為を理解してもらうのが難しいと感じています。

 2 エピペンの保管方法について

患児の保護者からエピペンの保管方法（貯法）について尋ねられたことがありました。学校によっては患児自身が保管することもあるようです。薬剤師として，保管について学校と保護者にどのように指導または提案するのがよいでしょうか？

回答者A
学校薬剤師

1 教職員へは「迷ったら，打つ！」と周知
周囲の児童生徒へもエピペンの実技指導を実施し，アレルギー症状の理解を促す
薬剤師も学校給食に関する注意喚起をする

1 教職員へのエピペンの指導法

近年，食物アレルギーの児童は増えており，学校において教職員がエピペンを該当児童に対して使用する場合もあります[1]。適正にエピペンを使用してもらうために，指導時のポイントについて回答します。

● アナフィラキシー発症から受診までの流れを徹底

まず，アナフィラキシーが少しでも出ている児童がいたら，「躊躇しないでエピペンを使用して，その後，必ず医療機関に受診させる」という流れを指導します。

Q39 集団生活でのアナフィラキシーに対するエピペンの使用について

　2012年に学校給食によりアナフィラキシーを起こして児童が亡くなるという悲しい出来事がありました。この出来事では，居合わせた教職員がエピペンの使用をためらったことも要因の一つと報告されています[2]。

● アナフィラキシー発現から心停止までの時間を必ず徹底

　食物によるアナフィラキシー発現から心停止までの時間は，30分程度と報告されています[3]。そのため，アナフィラキシー発現時には早急な対応が求められます。

● 薬剤に対する正しい知識を伝える

　教職員にはエピペンの成分であるアドレナリンがもともと体内に存在するホルモンの一種であることを伝え，仮にアナフィラキシーが起こっていない状態で接種したとしても副作用により死亡することはないことを説明します。

　発現の可能性のある副作用としては，ほてり感や心悸亢進などであり，あくまでも一時的で15分程度で元の状態に戻ることを説明します[4]。アナフィラキシーが疑わしい場合には，躊躇せずにエピペンを使用できるように周知してもらうことが理想です。

　文部科学省も2014年に各都道府県知事，教育委員会教育委員長などにあてた通知「今後の学校給食における食物アレルギー対応について（通知）」（25文科ス第713号　平成26年3月26日）にて，エピペンの積極的な使用を推奨しています。なお，学校現場などにおける教職員のエピペン使用が医師法に抵触するかについて，「医師法第17条の解釈について（照会）」（25ス学健第17号　平成25年11月13日）として，厚生労働省より問題ないとの回答を得ています〔「医師法第17条の解釈について（回答）」（医政医発1127第1号　平成25年11月27日）〕。

　実際に，学校におけるエピペンの使用について調査した報告では，2008年4月から2013年8月の集計において，106件の事例で教職員が使用しています[1]。教職員以外の使用に関しては，本人122件，保護者112件，救急救命士66件であったことが報告されており，教職員の使用は本人，保護者に次ぐ件数となっています。

● 指導時には，製薬企業作成の資材も活用する

　教職員にエピペン使用に対する指導を行う際には，製薬企業作成の資材を使用しています。製薬企業のホームページには，エピペン専用のページがあります。そのなかの「教職員・保育士・救急救命士のためのページ」より資料のダウンロードやエピペン練習用トレーナーの無償貸与が可能です。

服薬指導　DI 等情報

参考資料 –
- 「教職員・保育士・救急救命士のためのページ」：ファイザー
  http://www.epipen.jp/attention-teacher.html?ref=%2Fteacher%2Findex.html

● 学校給食について

　学校給食においては，事前に保護者から得たアレルギー情報をもとに除去食を作っています。しかし，配膳をする際やおかわりをする際に，除去したはずの食物がまぎれてしまうことがあります。教職員は食物除去を必要とする生徒がいる場合，必ず除去食が記載された一覧表を確認する必要があります。準備された学校給食が「絶対に安全である」と思わないで，逐一確認することの重要性を伝えてください。

● 周囲の児童生徒への指導について

　学校生活では食物アレルギーとその対応について，食物アレルギーをもつ児童生徒本人以外に周りの児童生徒にも理解を得ることが大切です。エピペンの実技指導について，学校によっては教職員のみで行う学校もありますし，児童生徒にも理解してもらうために児童生徒と一緒に行う学校もあります。可能であれば，エピペンの使用方法について少なくとも1年に1回，児童生徒の前で実技練習を行うとともに，食物アレルギーをもっていない児童生徒へもアナフィラキシーについてわかりやすく説明し，症状をみかけたらすぐに教職員に伝えることを児童生徒に指導してください。

　以前，以下のような気持ちを抱えている食物アレルギーの女児がいました。

事例1　女児　鶏卵アレルギー

　鶏卵アレルギーを有し，エピペンを処方されていた女児。

　高校を卒業し一人暮らしをすることになった際に，食物摂取に対する注意を話していたときの一言。

　「生まれもって，自分ではどうしようもできないことにまわりの人達をまきこんでしまい申し訳ない気持ちだった。でも，学校の先生方と友人達の気遣いがあり，安心して学校生活が送れたので感謝している」

　エピペン使用に対する指導では，本人やご家族だけでなく，教職員や患児の周囲の児童への指導も重要なポイントになります。

Q39　集団生活でのアナフィラキシーに対するエピペンの使用について

回答者B
学校薬剤師

？② まずは学校での保管方法について調査する

？② エピペンの保管方法について

まずは，実際の学校でのエピペンの保管状況について調査し，何か問題があればよりよい方法を検討します。

● 貯法

エピペンの貯法は，室温・遮光保存です。15～30℃の日が当たらない場所に保管するよう指導し，学校で冷蔵庫（約3～6℃）に入れたり，日の当たる場所に放置したりしないように，教職員，患児・保護者に指導します。また，30℃以上になる場所に放置した場合は，使用を控えるよう伝えましょう。

● 保管場所

エピペンを学校が管理する場合と学校が保管場所を提供しない場合があります[4]。エピペンが必要になったとき，どの保管場所からも速やかに現場へ持参でき，不特定多数の児童生徒が触れることのできない安全な保管方法について，学校薬剤師として教職員と一緒に検討することも重要です。

(1) 学校が保管場所を提供する場合

学校が管理する場合は学校長が中心となり，担任や養護教諭指導のもと，登校時に保健室や職員室に保管して，帰宅時に返却します。

(2) 学校が保管場所を提供しない場合

学校が保管場所を提供しない場合は，児童生徒本人の管理となり，教室のロッカー，机の中，ランドセル，鞄の中などに保管されます。

この場合，教職員は事前に児童生徒がエピペンをどこに保管しているか把握しておく必要があります。

(3) エピペンが2本処方されている場合

主治医よりエピペンが2本処方されている場合には，1本は学校に常時保管され，もう1本は児童生徒のランドセルや鞄の中に携帯されていることがあります。

● エピペンの保険適用について

2005年からエピペンが食物アナフィラキシーの小児に対して承認されました[5]。さらに2011年からはエピペンが保険適応となり，より多くの患者に携帯しやす

い状況となってきています。

> **事例2** 患児がエピペンを持ち帰り忘れた

　患児がエピペンを学校に忘れたことがあり，保護者から不安な気持ちで過ごしたことを聞きました。

　「アナフィラキシーは24時間365日いつ起こるかわからないから常にエピペンを携帯させたい。手持ちのエピペンが1本だったため，学校で保管してもらっていたエピペンを自宅に持ち帰るのを忘れて帰ってきてしまうことがあった。エピペンを持ち帰っていないことに気がついたときには，学校に職員が不在の時間になっており取りに行けず，自宅でアナフィラキシーが起こる可能性を考えて緊張した」

● **児童の学校生活などに合わせて，エピペンの追加処方など対策を検討**

　このように，帰り際にあわただしい学校生活では，児童生徒がエピペンを持ち帰り忘れる事例もあるようですが，まずは，教職員と児童生徒がその対策方法について相談することが重要です。そのうえで，生活環境や保管方法などを踏まえて，エピペンの所持本数についても考慮します。1本のみ所持している場合には，状況に応じて常時2本所持できるよう処方の追加について相談することも検討しましょう。

参考文献

1) 文部科学省:「学校生活における健康管理に関する調査」中間報告．平成25年12月16日．(http://www.mext.go.jp/b_menu/houdou/25/12/__icsFiles/afieldfile/2013/12/19/1342460_1_1.pdf)
2) 調布市立学校児童死亡事故検証委員会:調布市立学校児童死亡事故　検証結果報告書概要版　平成25年3月;資料6．文部科学省．(http://www.mext.go.jp/b_menu/shingi/chousa/sports/018/shiryo/__icsFiles/afieldfile/2013/06/05/1335638_5.pdf)
3) エピペンとは:エピペンについて．エピペンホームページ．ファイザー (http://www.epipen.jp/about-epipen/photo.html)
4) 学校におけるアレルギー疾患に対する取組推進検討委員会:学校のアレルギー疾患に対する取り組みQ&A:学校保健ホームページ．日本学校保健会．http://www.gakkohoken.jp/themes/archives/40
5) 海老澤元宏:学校における食物アレルギー・アナフィラキシーへの取り組み．日本薬剤師会雑誌, 60(10):63, 2008.

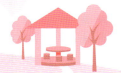

Q40 小児の誤飲について

Keyword 小児，誤飲，保護者
編集委員作成

質問者
薬局薬剤師

厚生労働省による誤飲防止キャンペーンなどもあり，保護者にも注意を促していますが，「子どもが誤飲をしてしまった」という保護者からの連絡や問い合わせが，毎年必ず何件かあります。

 小児誤飲の啓発について
保護者にはどのように啓発するのがよいのでしょうか？

回答者A
薬局薬剤師

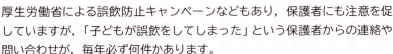 誤飲の原因を精査し，以降の服薬指導に活かす

小児誤飲の啓発について

　誤飲の原因としては，子どもが薬の味を気に入ったり，お菓子などと間違えたりして誤飲するケースがあります。当薬局でも誤飲の事例を何件か経験していますので，事例とその後の対応と対策を紹介します。

● 薬の味を気にいる，お菓子と間違える

　ここ最近，小児用の内服薬はジェネリック医薬品の普及もあり，白色以外にもきれいな色や，良い香りのするもの，おいしい味のものが増えてきています。また小児用だけでなく，嚥下困難者用に開発され普及しているOD錠やチュアブル錠などは外観がラムネに似ておりお菓子と間違える子どももいるため，注意が必要です。特にOD錠は口に入れた瞬間に溶解するので間違って内服した場合も回収が不可能なことに加え，次々と口の中に入れた場合は大量摂取となるた

め，非常に危険です。

> **事例1** 薬の味を気に入る　注意欠如・多動性障害児　8歳児

　8歳の注意欠如・多動性障害児が，車で家族旅行に行った際，車酔いをしたため，途中のドラッグストアで一般用医薬品のトラベロップQQ S®（d-クロルフェニラミンマレイン酸塩，スコポラミン臭化水素酸塩水和物含有）サイダー味を購入し飲ませました。

　その味が気に入ってしまったのか，旅行から帰ってきた後も「気持ち悪い！酔った」と言い，自分で薬箱から探し出して口にしてしまいます。

> **事例2** お菓子と間違える　4歳と2歳の兄妹

　4歳男児と2歳女児のいる家族が母親の実家に帰省。帰省先は在宅医療を受けている祖父と介護をしている祖母の二人暮らしで，祖父の薬は一包化され，壁かけタイプのお薬カレンダーで居間に管理されていました。滞在2日目に，別の部屋に行っていた大人が居間に戻ってみると，お薬カレンダーがフックごと床に落ち，子どもの周りには散らばった薬と開いた薬の袋が落ちていました。

　2歳女児がお薬カレンダーの薬をパックされたお菓子と勘違いし，4歳の兄にとって欲しいとお願いしたそうです。兄は近くにあった丸椅子を移動させてきてその上にのぼり，薬を取ろうとしてお薬カレンダーをフックごと床に落としてしまいました。幸い子どもたちには分包紙が開けにくかったようで，開けたとたんに中身が飛び散ってしまい子どもが薬を拾って口に入れるまでに時間があり，大人がその前に戻ってきたため，大事には至りませんでした。

● 子どもと大人の認識の違いを忘れない

　事例1と2のように小児にとって内服薬は「お菓子やジュースのような美味しいもの」であり，「医薬品」と思っているのは大人の認識です。保護者だけでなく薬剤師も，子どもに内服薬はお菓子やジュースではないことを理解させ，医師から言われた通りに飲むことを直接説明してもよいでしょう。

● 大人のまねをしたがる

　内服薬に限らず，大人のまねをして，軟膏を塗ってしまうこともあります。食べ物の缶などに入れてお菓子と誤解させるような保管はしない，軟膏も塗っ

Q40 小児の誤飲について

た後はすぐに片づけ，子どもがとりだしにくい容器（チャック付きの袋や蓋の閉まる容器など）に保管するよう指導しましょう．

事例3　大人のまねをしたがる　1歳児

1歳児が母親のまねをして口の周囲に軟膏を塗りたくり，5gの軟膏1本をほぼ使い切ってしまったと，母親が慌てて薬局に電話をかけてきました．幸い飲みこんだ量は少なかったうえ，誤って口に入れてから30分は経っているとのことだったので，その後様子をみて，子どもに異変がみられたら，受診してもらうことにしました．

● 保管・管理を厳重にする

子供の成長は大人が考えているよりも早く，昨日できなかったことも今日にはできるようになっていることがあります．事例2のように保護者からすると，到底子どもには薬が手の届かないところにあると思われる状況でも，子どもの創意工夫により，薬を手に入れることができてしまうので，手の届かない高いところにおいているから大丈夫だ，と思いこまずに注意するよう保護者には伝えましょう．

？ 過去の誤飲の実例からリスクを説明し，わずかな時間であっても薬の管理は厳重にする必要があることを伝える

事例4　母親の薬を誤飲　3歳児

母親が少し目を離してリビングに戻ると，3歳男児のそばに普段，母親が内服しているエチゾラム錠の空シートが2錠分落ちていることに気づきました．母親がすぐに錠剤を探しましたが見つからなかったため，男児がエチゾラム錠0.5mgを2錠，誤飲した可能性を考え救急外来を受診し，医師の診察後に経過観察目的で入院となりました．

病院へ来院した時点では，誤飲の可能性に気づいてから1時間が経過していました．医師の診察上，やや傾眠傾向がありましたが，その他の身体所見に異常はありませんでした．

診察を行った小児科医師より，小児科担当薬剤師へエチゾラムの誤飲に関す

る情報提供の問い合わせがあり，担当薬剤師が対応することとなりました．

医師への情報提供

以下の内容について医師へ情報提供しました．

- 小児での薬物動態のデータはないが，成人単回 2 mg 投与の場合，最高血中濃度到達時間：3.3 ± 0.3 時間，血中半減期：6.3 ± 0.8 時間で[2),3)]，代謝は主にCYP3A4 である[2),3)]
- 中毒症状，処置法について情報提供するとともに，成人の場合は，一般に毒性が低く，かなり大量に服用しても中毒症状は起こしにくいが[4)]，小児ではより注意が必要である
- 小児への使用量として，3 歳で 0.3～1 mg/日の報告がある[5)]ことから，今回の男児が誤飲した可能性のあるエチゾラムの量は，治療量として使用する場合の 1 日量に近い量であり，過量投与による深刻な中毒症状が発現する可能性は低いと考えられる
- ただし，来院時の状況で傾眠傾向が出現していること，エチゾラムの血中半減期，最高血中濃度到達時間から考えると，1 日から 1 日半程度の経過観察が適当と考えられる

医師への対応

医師に確認したところ入院時に採取した血清が残っているとのことだったため，製薬企業へ報告し，エチゾラムの血中濃度測定を依頼しました．

その後の経過と対策

入院後の男児の状態を観察し，誤飲後 36 時間を経過した時点で男児に傾眠傾向がないことを確認して退院となりました．

薬剤師が母親に面談した際に薬の管理について確認すると，普段，薬はリビングの机上で箱の中に入れて保管しているが，その時は，薬を飲もうと思い準備をして薬剤をシートのまま机の上に置き，すぐに戻るから大丈夫だろうと思いそのまま席を外してしまったということでした．薬剤師から母親へ，小児の誤飲に関する情報を実例とともに提供し，今回のような事例は過去にも報告されており，少しの合間と思っても薬の管理には注意が必要なことを伝え，年齢による誤飲リスクの違い，薬剤の保管方法などの説明を行いました．

後日，製薬企業から報告があり入院時（誤飲 1 時間後）の男児のエチゾラムの血中濃度は成人単回投与時の最高血中濃度[2),3)]を超えていたことが判明しました．

小児の誤飲について

解　説

● 年齢ごとの特徴

(1) 6カ月～1歳半

　生後6カ月～1歳半頃になると，身近にあるものを手に取り，なんでも口に入れます[4]。そのため，幼児に使われる外用薬のチューブを舐めたり噛んだりしているうちに中身がでてしまい，口に入ってしまうこともあります。上述のように外用薬も薬と認識し，しっかりと管理します。また，貼付剤も手の届くところに貼ると剥がして口に入れ，飲み込む恐れがあります。背中などの手の届かないところに貼るようにしましょう。

(2) 1歳半～2歳未満

　1歳児（特に1歳半頃）から2歳児にかけては周囲への興味や関心が高まり，大人のまねをしたがるようになります。薬もまねをして飲もうとすることもあります[4]ので，なるべく子どもが見ていないところで薬を飲むようにしましょう。

(3) 2歳以降

　2歳頃からは，さらに賢く好奇心が旺盛になり，手先も器用になり，興味をもったものを手に取るための工夫をするようになります[4]。

● 子どもの集団

　兄弟姉妹，友達など子どもが複数集まると，楽しそうな目的のためには協力して知恵を出しあいますので，高いところに保管した薬のそばからは踏み台になるようなものは片づけ，薬はしっかり蓋のしまる密閉容器やスクリュー容器に入れましょう。また冷蔵庫に保存するときには子どもに見られないようにしまい，薬箱は開けたらすぐに閉めるようにしましょう。万が一，見つけられても踏み台に乗っても届かないところに保存しましょう。

● 保護者への注意喚起は視覚的に

　紹介した事例を経験した保護者は，「まさかそんな事故が起きるとは思わなかった」と口をそろえて言います。父母，祖父母，子どもを見守る保護者に具体的な事例を知ってもらい，「子どもが誤飲を起こすこと」を認識してもらうことは，慎重な誤飲対策を施すうえで重要です。

　誤飲防止のパンフレットなどはさまざまなところで作成されており，乳児健診などでも配布されているようです。しかし，保護者が配布されたものをしっかり読み込み，注意する行動につながっているかは疑問です。

東京都では"乳幼児の誤飲事故防止ガイド"というリーフレットと"薬の誤飲を防ぎましょう！"というチラシを作成しています。誤飲の原因物質のグラフも掲載されており，保護者への，医薬品を含む誤飲の可能性のある製品の注意喚起に役立ちます。また，大日本住友製薬でも，「赤ちゃん・子供による薬の誤飲を防ぐため」というサイトで，誤飲を防ぐための"お薬誤飲防止チェックポイント"や"もし誤飲してしまったら"というチェックシートを公開しています。こちらも保護者への誤飲の啓発ツールに役立ちます。

　この他，保護者に訴えかける注意喚起の方法として，スマートフォンのアプリや製薬メーカーが作成している誤飲防止画像などを使って，視覚的に誤飲の起こる状況をみせることが有効です。また薬剤師自身がこれまで経験した実際の誤飲事例を服薬指導時に保護者に繰り返し伝えること，さらに病院・薬局窓口に留まらず，幼稚園，保育園，地域の母親教室，サークルなど地域内で直接保護者に伝えていくことも重要です。

● 間違えて飲んだら（誤飲したら）

誤飲がわかったら

　誤飲に気づいた直後は，すぐにスマートフォンなどで，子どもと子どもの周辺，誤飲した薬剤などを写真に撮るよう保護者に指導しましょう。写真を撮っておくことで，問い合わせや受診した際に，子どもがどんな状況だったのか，また誤飲した物が何だったのかを伝えるのが容易になり，医療従事者により正確に状況を伝えることができます。

問い合わせや受診するときは

　誤飲後は，なるべく早く病院や「小児救急電話相談」，「中毒110番」の相談機関に連絡し，近所の小児科や休日夜間診療の診療時間や場所を確認しましょう。連絡する際には落ち着いて，薬の名前，いつ，どのくらいのんだか，子どもの状態などの情報を伝え，そして受診の際には，誤飲した薬の現物や空になったシートなどすべてのものとお薬手帳を持参するように指導しましょう。

● 誤飲時の問い合わせ先

　誤飲の問い合わせに対応する窓口として，休日，夜間の子どもの急な病気への適切な対処の仕方や，受診する病院などについて小児科医や看護師のアドバイスを受けることのできる「小児救急電話相談（＃8000をプッシュすると住んでいる都道府県相談窓口へ自動転送されます）」や医薬品，化学物質（たばこ，家

Q40 小児の誤飲について

庭用品など），動植物の毒などによる中毒事故への対処について薬剤師などのアドバイスを受けることのできる[6]「公益財団法人日本中毒センター　中毒110番」があります。

誤飲防止・誤飲対策

日本中毒情報センター：http://www.j-poison-ic.or.jp/homepage.nsf
　大阪中毒110番　☎ 072-727-2499
　つくば中毒110番　☎ 029-852-9999
小児救急電話相談　☎ #8000
東京都「東京くらしWEB：安全に関する印刷物」：http://www.shouhiseikatu.metro.tokyo.jp/anzen/publication/
　「乳幼児の誤飲事故防止ガイド」：
　http://www.shouhiseikatu.metro.tokyo.jp/anzen/hiyarihat/documents/hiyari_guide_3.pdf
　「薬の誤飲を防ぎましょう！」：
　http://www.shouhiseikatu.metro.tokyo.jp/anzen/kyougikai/h22/documents/leaf_goin.pdf
大日本住友製薬「赤ちゃん・子供による薬の誤飲を防ぐため」：http://kanja.ds-pharma.jp/life/goin/
　医薬品誤飲防止のチェック表（カラー）：http://kanja.ds-pharma.jp/life/goin/pdf/check_color.pdf

参考文献

1) 医薬品・医療機器等安全性情報No.330 2016年2月
　http://www.jshp.or.jp/banner/anzen/PMDSI330.pdf
2) 田辺三菱製薬株式会社：デパス，医薬品添付文書（第23版，2017年3月）
3) 田辺三菱製薬株式会社：デパス，インタビューフォーム（第17版，2017年6月）
4) 森 博美，他・編著：急性中毒情報ファイル第4版，廣川書店，2006.
5) 岡 明，他・編集：新 小児薬用量　改訂第7版，診断と治療社，2015.
6) 国民生活センターホームページ：注目情報：中央省庁からの情報，消費者庁：子どもによる医薬品の誤飲事故に注意！（2014年12月19日）
　http://www.caa.go.jp/safety/pdf/141219kouhyou_2.pdf
7) 厚生労働省ホームページ　家庭用品等に係る健康被害病院モニター報告
　http://www.nihs.go.jp/mhlw/chemical/katei/monitor(new).html
　平成25年度「家庭用品等に係る健康被害病院モニター報告」
　http://www.mhlw.go.jp/file/04-Houdouhappyou-11123000-Iyakushokuhinkyoku-Shinsakanrika/0000079648.pdf
8) 厚生労働省ホームページ　家庭用品等に係る健康被害病院モニター報告
　平成26年度「家庭用品等に係る健康被害病院モニター報告」
　http://www.mhlw.go.jp/file/04-Houdouhappyou-11123000-Iyakushokuhinkyoku-Shinsakanrika/0000119051.pdf
9) 厚生労働省ホームページ　家庭用品等に係る健康被害病院モニター報告
　平成27年度「家庭用品等に係る健康被害病院モニター報告」
　http://www.mhlw.go.jp/file/04-Houdouhappyou-11123000-Iyakushokuhinkyoku-Shinsakanrika/0000168871.pdf

コラム 14　誤飲の原因

　厚生労働省が 1979 年から実施している「家庭用品等に係る健康被害病院モニター報告」の 2013 年度版では，小児の誤飲事故において開始以来 1 位を継続していた「タバコ」を抜いて「医薬品・医薬部外品」が報告件数 1 位となりました[7]。その後，2014 年度以降は，「タバコ」に次いで 2 位となっています[8,9]。

コラム 15　CR 包装について

　小児の誤飲を防ぐために，乳幼児には開けにくく，高齢者には開封可能な性質を両立させた乳幼児誤飲防止包装として，Child-Resistant（CR）包装が開発されています。

　実際に，グラクソ・スミスクライン株式会社では乳幼児誤飲防止包装として，PTP シートに対してはプッシュスルータイプとピールプッシュタイプの包装を，ボトルに対してはプッシュアンドターンタイプの包装を導入しています。

　医薬品誤飲の防止対策には，保護者の注意だけでは限界もあり，さらなる対策として CR 包装の役割が期待されています。

プッシュスルータイプ
通常より強い力を加え押し出す

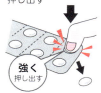

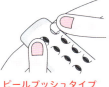

ピールプッシュタイプ
PTP シートのうら面に貼られたラベルをはがしてから押し出す

プッシュアンドターンタイプ
容器のフタを押しながら回し開封する

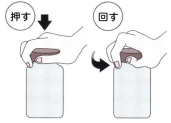

（グラクソ・スミスクライン株式会社 HP：STOP！誤飲　http://glaxosmithkline.co.jp/crsf/medical/crsf/index.html）

Q41 災害時に常用薬をどう確保する？
～慢性疾患を中心として～

Keyword 災害対策，災害マニュアル，備蓄薬，慢性疾患，常用薬
編集委員作成

DI等情報

質問者
薬局薬剤師

1 災害時の医薬品供給について
災害時に医薬品はどのように供給されるのですか？

2 薬剤師にできる慢性疾患児への対応は？
薬剤師（病院・薬局）として，特に慢性疾患児に対してできることはありますか？

回答者A
薬局薬剤師

1 東京都では，発災直後から3日後までは各自治体の備蓄医薬品が供給される

1 災害時の医薬品の供給について

東京都の例となりますが，東京都では，発災直後から72時間後（3日間）までの超急性期は各区市町村の備蓄医薬品のみにてまかなわれます。自治体によっては，協定を結んだ卸売販売業者や地域薬剤師会の備蓄にて運用されますので，各自治体の体制を確認しておくのがよいでしょう。

72時間という設定は，卸売販売業者の業務の再開に最短でも3日程度かかると想定されているためです。そのため，各区市町村は，緊急医療救護所などで必要となるであろう医薬品などを最低3日分は備蓄するよう努めています。

一部の各自治体にて災害対策マニュアルが公開されています。また，日本薬剤師会や日本病院薬剤師会，地域薬剤師会などが協力して，厚生労働科学研究として作成された災害対策マニュアルでは，薬局・病院薬剤師として何をする

べきかが盛り込まれていますので，確認しておくとよいでしょう。

参考資料－
(1) 東京都福祉保健局：災害時における薬剤師班活動マニュアル（平成26年9月）
　　http://www.fukushihoken.metro.tokyo.jp/iryo/kyuukyuu/saigai/yakuzaishihan-manual.files/yakuzaishihan-manual.pdf
(2) 神戸市地域災害救急医療マニュアル（平成26年3月）
　　http://www.city.kobe.lg.jp/information/committee/health/health/hirksb/saigaimanual/img/manual.pdf
(3) 宮城県：大規模災害時医療救護活動マニュアル【改訂版】（平成25年3月）
　　https://www.pref.miyagi.jp/uploaded/attachment/206855.pdf
(4) 平成23年度厚生労働科学研究「薬局及び薬剤師に関する災害対策マニュアルの策定に関する研究」研究班 報告書：薬剤師のための災害対策マニュアル（日本薬剤師会HP掲載）（平成24年3月）
　　http://www.nichiyaku.or.jp/saigai2016/files/sr20160415.pdf

● 薬剤供給の流れと医療体制[1]

　発災直後，各区市町村により速やかに災害薬事センターが設置され，薬剤師班活動や医療救護所，避難所などへの医薬品などの発注・供給を調整し，災害時の薬事の拠点となります。

　また，すべての患者を災害拠点病院などで治療することは不可能であるため，各市区町村は災害拠点病院などの近接地に緊急医療救護所を設置し，主に軽症者の治療にあたります。

　急性期（発災72時間）以降，緊急医療救護所は避難所に隣接して設置される医療救護所へ役割を引き継ぎます。慢性疾患や外傷などの患者は，医療救護所にて災害用処方箋の発行を受け，医療用医薬品を入手することができます。医師の診断・治療を必要としない患者は，薬剤師よりOTC医薬品を入手することができます。

● 超急性期：市区町村の備蓄医薬品[1]

　東京都では，市区町村の備蓄薬剤は医療用，OTC医薬品ともにリスト化され，災害時のマニュアルにまとめられています。備蓄医薬品のうち小児用として，医療用医薬品では解熱鎮痛剤，抗菌薬，便秘薬，吐き気止め，喘息治療薬が例示されています。

　OTC医薬品では小児用総合感冒薬（シロップ剤）が備蓄リストに入っている自治体もありますが，各自治体により備蓄リストも異なるため，所属する自治体の備蓄リストを確認しておきましょう。また，いざという時のために，備蓄リ

災害時に常用薬をどう確保する？ ～慢性疾患を中心として～

ストを含む災害時マニュアルを刷りだして薬局に常備しておきましょう．

● 急性期～（3日以降）：備蓄薬品以外の薬剤について[1]

備蓄薬品以外の医薬品は災害薬事センターを通して医薬品卸売販売業から調達されますが，平時のように供給できない恐れもあり，被災状況や卸売販売業者が被災した場合はもっと遅くなる可能性があります．

東日本大震災のとき，調剤卸の倉庫や製薬会社の設備が被害を受けたため東京では薬の供給が混乱しました．災害時に処方箋の交付が困難な場合は，必要な処方箋医薬品を薬局から提供できる特例措置がとられますが，薬の流通が止まってしまうと薬局の在庫分しか供給することができなくなります．また，品薄となった医薬品は，過去の仕入れ実績に見合う数量しか納入されませんでした．このように被災地以外でも流通に影響を受けることがあります．

● 亜急性期～（1週間後～）：DMATや派遣される医療救護班[1]

災害派遣医療チーム（Disaster Medical Assistance Team：DMAT）や医療救護班など各団体がそれぞれ，必要となる医薬品を災害の種類や発生場所（都道府県，山間部，海沿いなど）に合わせて，独自の判断で医薬品を現地に持ち込みます．

 福島・熊本での医療救護班経験のある病院薬剤師Bより

私は都道府県から依頼された救護班のメンバーとして福島と熊本でそれぞれ1週間お手伝いさせていただきました．医薬品については，基本的に各救護班での対応を求められるためある程度の薬剤は持参します．小児に関しては抗菌薬の散剤を分包し，体重換算で5kg用と10kg用のものを用意しました．それ以外に，アセトアミノフェンの散剤と坐剤，そして時期にもよりますが，ツロブテロールテープとジアゼパム坐剤を持参しました．医薬品の供給以外にも，現地では処方薬から患児の疾患を把握して対応している医師に報告することもあります．小児科医が救護班にいることはまれであり，薬剤師の判断も必要となります．福島に行ったときは，フロセミド細粒とスピロノラクトン細粒を服用中の乳児がいて心室中隔欠損症で薬物療法中の可能性があると判断し，県立病院へ引き継ぎました．また，使用頻度の高い薬剤でも災害時は現場に在庫がない

場合もあります。実際に，てんかんの既往のある患児の使用薬剤を確認した際には，その場に抗てんかん薬の在庫がなかったため，対応可能な小児科医を探し，薬剤の準備も含めお願いした経験があります。

最近はモバイルファーマシーをもっている都道府県もあります。広島県は熊本地震のときにモバイルファーマシーを現地に導入していたので，派遣されている方に連絡をとり，足りない薬剤の供給や調剤をお願いする段取りをしました。実際はお世話にならずにすみました。

② 薬剤師にできる慢性疾患児への対応は？

知人の病院薬剤師が被災した経験や，実際の備蓄状況について教えてくれましたので以下に紹介します（薬剤師C，D）。

病院薬剤師Cより

被災地では，錠剤を粉砕もしくは半錠などに加工しても分包できないことが大変でした。当院では，災害時の薬剤も備蓄していますが，その備蓄品目に散薬分包品を追加してもらう，もしくはある程度定期的に予製を用意しておくことも重要だと実感しました。

病院薬剤師Dより

病院が災害時に担う機能により状況はさまざまだとは思いますが，当院では入院中・院内処方として想定される薬剤に関しては4日間分を備蓄しています。院外処方される薬剤に関しては基本的には備蓄はしていないため，慢性疾患児の薬の備蓄は1週間分（自宅）＋3日分（学校での孤立が想定される場合）を推奨しています。

● 災害拠点病院での災害対策マニュアル[2]

災害拠点病院においては，災害対策マニュアル作成の一環としてBCP（事業継続計画）が義務化されています。BCPには医薬品供給についてもライフラインの項目の一つとして（表）定義されています。病院薬剤師であれば，小児用の医薬品も含まれているのか，院内処方として十分な供給を見込める備蓄なのか，マニュアル策定時に確認・提案をすることが望ましいでしょう。

Q41 災害時に常用薬をどう確保する？ ～慢性疾患を中心として～

表　BCPの考え方に基づいた災害対策マニュアルにおける医薬品の供給

> 7）ライフライン
> 病院が機能を維持するためにはライフラインの確保が重要である。外部からの供給が遮断された場合の暫定的な対応，外部からの緊急手配，復旧の手順等が検討されている必要がある。
>
> （中略）
>
> 【医薬品】
> □ 医薬品の備蓄はある
> □ 医療材料の備蓄はある
> □ 医薬品が優先して供給される体制はある
> □ 医療材料が優先して供給される体制はある

また，災害拠点病院のみならず，各地域の基幹病院も小児への投与を考慮して備蓄品目に散剤分包品を追加するなどの検討をすべきでしょう。

かかりつけ薬局として，慢性疾患児に必要な医薬品の備蓄に協力できる体制を整える，主治医，保護者と備蓄について取り決めをしておくこともよいでしょう。

実際に被災した知人の薬局薬剤師複数名より，経験例を教えてもらいましたので，紹介します。

 ### 薬局薬剤師Eより

東日本大震災の後の停電時には，事務機器や分包機以外にも薬物療法に支障のでる場合がありました。喘息治療を続けているかかりつけの患児には，薬局に1週間分の喘息治療薬を在庫するようにしています。しかし，ネブライザー吸入器を使用する吸入液の場合は，薬をお渡しすることはできても，電源を必要とするネブライザー吸入器が使えず，いつも通りの時間に吸入できませんでした。その場合は，一時的に電気が供給されるときに吸入してもらいましたが，喘息発作を起こした患児には，フルタイド®やメプチン®エアーが役立ちました。気管支喘息患児で，ステロイド吸入薬などの定期吸入薬に関して，電気を使用するネブライザー吸入器を使用している場合には，停電時に代替となる薬物療法についてあらかじめ相談しておくことが重要であることを実感しました。

DI 等情報

薬局薬剤師Fより

　自宅から遠い医療機関を受診している場合には，自宅近くのかかりつけとなる医療機関との2カ所を普段から受診するようにお伝えしています。自宅近くの小児科に処方歴が残っていることや，紙ベースのお薬手帳・電子お薬手帳・スマホで薬の写真を撮っておくことなど，一つ以上の情報源から服用歴を把握できるようにしておくことが，いざというときに適切な医薬品を入手することにつながります。

薬局薬剤師Gより

　平常時に使用されている銘柄の医薬品が入手できるとは限らない状況で，銘柄変更が患児またはご家族に不安を与えるのではと心配しました。たとえば経腸栄養剤では，医薬品の変更が下痢などの体調変化のきっかけとなり，体調不良を招きかねません。入手できない医薬品に関しては入手可能な医薬品から代替薬を提案することになるため，薬剤師が日頃の患児の状況を把握しておくことが重要です。また，薬局が大きな被害を受けた場合を想定して，常備薬として2週間くらいは準備しておきたいと感じました。

● 医薬品以外の準備について

　罹災後速やかに開局する必要に迫られることがあるかと思います。その際，医薬品以外にも分包紙や秤量のための電池式の秤や分銅秤などがあると電源が落ちたときにも対応できます。秤については，ACアダプタを用いた方法と電池を用いた方法の2種類を選択できる2電源方式の秤も販売されていますので，平常時から対応を検討しておきましょう。また，薬包紙は，折り方を確認しておき，罹災時にすぐに対応できるようにしておきましょう。薬学生の学生実習時に薬包紙の折り方を教えている保険薬局もあるそうです。

災害時に常用薬をどう確保する？ 〜慢性疾患を中心として〜

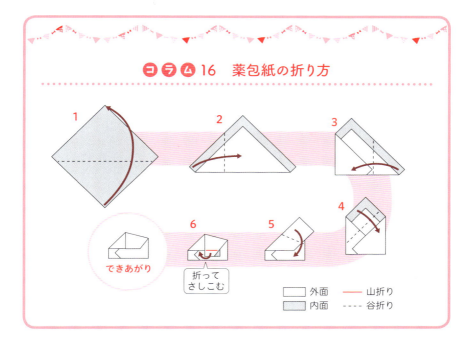

参考文献

1) 東京都福祉保健局：災害時における 薬剤師班活動マニュアル（http://www.fukushihoken.metro.tokyo.jp/iryo/kyuukyuu/saigai/yakuzaishihan-manual.files/yakuzaishihan-manual.pdf）
2) 厚生労働省医政局：BCPの考え方に基づいた病院災害対応計画作成の手引き．病院におけるBCPの考え方に基づいた災害対策マニュアルについて，医政指発0904第2号，2013年9月4日．（http://www.mhlw.go.jp/file/06-Seisakujouhou-10800000-Iseikyoku/0000089048.pdf）

付　録

- 付録1　各種スペーサー（JPGL2012推奨）
- 付録2　服薬補助ゼリー
- 付録3　乳幼児身体発育調査の概況について

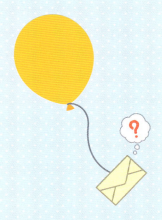

付録1 各種スペーサー（JPGL2012推奨）

製品	会社	価格
エアロチャンバープラス静電気防止機能付き（添付文書あり）		
マスクタイプ　乳児用（0〜18カ月） 型番：T03-0032	トゥルーデルメディカル社製 販売：株式会社アムコ	3,300円
マスクタイプ　小児用（1〜5歳） 型番：T03-0031		3,300円
マスクタイプ　大人用ラージ（5歳〜） 型番：T03-0033		3,800円
マスクタイプ　大人用スモール（5歳〜） 型番：T03-0036		3,800円
マウスピースタイプキッズ用（5歳〜） 型番：T03-0037		1,950円

製　品	会　社	価　格
マウスピースタイプ大人用（5歳〜） 型番：T03-0030	トゥルーデルメディカル社製 販売：株式会社アムコ	1,950円
PARI ボアテックス（添付文書あり）		
PARI ボアテックス（大人用マスク別売り） 品番：051G1004（注文コード：M23-002-01）	パリテック社製 販売：村中医療機器株式会社	2,000円
PARI ボアテックス＋小児用マスク （てんテン：2歳未満） 品番：051G1024（注文コード：M23-002-02）		3,000円
PARI ボアテックス＋小児用マスク （かえルン：2歳以上） 品番：051G1044（注文コード：M23-002-03）		3,000円

付録

製　品	会　社	価　格
pMDIスペーサーオプティチャンバーダイアモンド（添付文書あり）		
オプティチャンバーダイアモンド本体のみ パーツナンバー：1102677（JANコード：4582214260952）	ジーダブリュー プラスティクス インク製 フィリップス・レスピロニクス 合同会社	1,800円
オプティチャンバーダイアモンド アクセサリ／オプション：ライトタッチフェイスマスク（サイズS，M，L） ライトタッチフェイスマスクS パーツナンバー：1102798（JANコード：4582214260969） ライトタッチフェイスマスクM パーツナンバー：1102799（JANコード：4582214260976） ライトタッチフェイスマスクL パーツナンバー：1102800（JANコード：4582214260983）		各700円

付録2 服薬補助ゼリー

商品名	おくすり飲めたね いちご味	おくすり飲めたね ピーチ味	おくすり飲めたね ぶどう味	おくすり飲めたね チョコレート味
性状	ゼリー	ゼリー	ゼリー	ゼリー
味	いちご味	ピーチ味	ブドウ味	チョコレート味
pH	約3.8	約3.8	約3.8	中性
内容量	200g/袋	200g/袋	200g/袋	100g/袋
販売会社	龍角散			
特徴				少量で中性苦味の薬でもOK
味のコメント*	薄味	薄味	・フルーツ系で，一番濃厚 ・苦みをなくし，味はいけるかも	マクロライド系抗菌薬との味の組み合わせはまずまず

商品名	らくらく服薬ゼリー	らくらく服薬ゼリー 漢方薬用いちごチョコ風味	らくらく服薬ゼリー 漢方薬用コーヒーゼリー風味
性状	ゼリー	ゼリー	ゼリー
味	レモン味	いちごチョコ風味	コーヒーゼリー風味
pH	約3.7	約3.7	約3.7
内容量	200g/袋	約3.7	約3.7
販売会社	龍角散		
特徴	「嚥下補助ゼリー」は同成分商品	漢方薬や苦い粉薬用かき混ぜて服用	
味のコメント*	マクロライド系抗菌薬との味の組み合わせは最悪	・甘い，アポロチョコ味 ・マクロライド系抗菌薬との混ぜ合せは不可	・甘い ・少し酸味あり，ノンカフェイン ・マクロライド系抗菌薬との混ぜ合せは不可

＊：国立成育医療研究センター薬剤部スタッフコメント

付録

付録2　服薬補助ゼリー（つづき）

商品名	お薬じょうず服用ゼリー	お薬じょうず服用ゼリー	小太郎のチョコゼリー
商品写真			
性状	ゼリー	顆粒	粉末
味	りんご風味	いちご風味	チョコレート味
pH	約3.6	約8.0	約4.8
内容量	150g/袋	3g×12包/箱	2.9g×12包/箱
販売会社	アサヒグループ食品		小太郎漢方製薬
特徴		顆粒タイプ	漢方薬以外でもOK
味のコメント*	味はいける	・おすすめ！ ・粉末タイプだが，水に溶かせて，味もよい	・熱湯を入れ，ゼリー状にするタイプ ・漢方薬で使うとマイルドになるが，他の薬では味が和風で合わない

商品名	ペースト状のオブラート	ペースト状のオブラート
商品写真		
性状	ゼリー	ゼリー
味	プレーン味	イチゴ味
pH	約3.9	約3.9
内容量	150g/袋	150g/袋
販売会社	ニュートリー	ニュートリー
特徴	そしゃく嚥下用	
味のコメント*	他商品と形状が異なり，チューブ状に出る	・他社より薄味 ・酸味あり ・高齢者向け

＊：国立成育医療研究センター薬剤部スタッフコメント

付録3 乳幼児身体発育調査の概況について

1. 一般調査による乳幼児の運動・言語機能について

表1　乳幼児の運動機能通過率[1]

年　月　齢	首のすわり	ねがえり	ひとりすわり	はいはい	つかまり立ち	ひとり歩き
2月～3月未満	11.7	1.1				
3～4	63.0	14.4				
4～5	93.8	52.7	0.5	0.9		
5～6	98.7	86.6	7.7	5.5	0.5	
6～7	99.5	95.8	33.6	22.6	9.0	
7～8		99.2	68.1	51.1	33.6	
8～9		98.0	86.3	75.4	57.4	1.0
9～10			96.1	90.3	80.5	4.9
10～11			97.5	93.5	89.6	11.2
11～12			98.1	95.8	91.6	35.8
1年0～1月未満			99.6	96.9	97.3	49.3
1～2				97.2	96.7	71.4
2～3				98.9	99.5	81.1
3～4				99.4		92.6
4～5				99.5		100.0

※1「首のすわり」は，乳幼児を仰向けに寝かせ，両手を持って引き起こしたとき，首が遅れないでついてくるときを「できる」とした。遅れた場合は引き起こし加減を少しもどして，再検した。再検してなお遅れる場合は「できない」とした。
※2「ねがえり」は，左右どちらかの方向にでも仰位から腹位にかわることができるものを「できる」とした。
※3「ひとりすわり」は，おおむね1分以上支えなしですわっていられるもので，このとき両手を床についていないものを「できる」とした。
※4「はいはい」は，はって移動できるものを「できる」とした。
※5「つかまり立ち」は，長時間かかっても何かにつかまってひとりで立ちあがれば「できる」とし，他人が立たせてやって立っているものは「できない」とした。
※6「ひとり歩き」は，「ひとり歩き」は，物につかまらないで，2～3歩あるくものを「できる」とした。

乳幼児の運動機能について，それが可能なものの割合を示したものである（表1）。
(1)「首のすわり」は，生後4～5カ月未満の乳児の90％以上が可能である。
(2)「ねがえり」は，生後6～7カ月未満の乳児の90％以上が可能である。
(3)「ひとりすわり」は，生後9～10カ月未満の乳児の90％以上が可能である。
(4)「はいはい」は，生後9～10カ月未満の乳児の90％以上が可能である。
(5)「つかまり立ち」は，生後11～12カ月未満の乳児の90％以上が可能である。
(6)「ひとり歩き」は，生後1年3～4カ月未満の幼児の90％以上が可能である。

付録

2. 一般調査による乳幼児の言語機能通過率

表2　乳幼児の言語機能通過率[1]

年　月　齢	単語を言う
7月～8月未満	2.2
8～9	6.5
9～10	9.0
10～11	21.3
11～12	40.9
1年0～1月未満	57.6
1～2	69.9
2～3	79.1
3～4	86.1
4～5	88.8
5～6	89.1
6～7	94.7

※：調査票の問いは，「言葉を話しますか（ことばの数）」であり，実際の対象をさして発音される単語がある場合「はい」とし，その単語の数を算用数字で記入した。
図表における「単語を言う」は，一語以上の言葉を話す乳幼児の割合を示している。

　乳幼児の言語機能について示したもので，生後1年6～7カ月未満の乳幼児の90％以上が単語を話している（表2）。

参考文献

1) 厚生労働省雇用均等・児童家庭局：乳幼児身体発育調査報告書, 2010．（http://www.mhlw.go.jp/stf/houdou/0000042861.html）

index

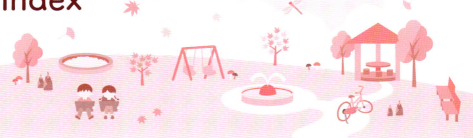

欧文

ADH	87
cyclic PN	80
cyclic TPN	80
GCU	14
HMS-1	62
HMS-2	62
MDI	116
NICU	14, 18
ST 合剤	27
ω3 系脂肪酸	75

ア行

亜鉛華単軟膏	143
味	27
亜セレン酸	68
アドヒアランス	43
アトピー性皮膚炎	121, 130, 149
アトロピン硫酸塩	139
アナフィラキシー	170
アルコール含有	87
アルファカルシドール内用液	23
一包あたり賦形量	14
イマチニブ	102
イレウス	58
院内製剤	68, 139
ウイルス	160
ウイルス感染症	160
エキザルベ	143
壊死性腸炎	58
ST 合剤	27
エタノール血中濃度	87
エタノール代謝能	87
エビデンス	56
エピペン	170
エリキシル	87
お薬の説明	43
おススメ書籍	56
おむつかぶれ	143
ω3 系脂肪酸	75
温湯	18, 23

カ行

化学療法後	157
学校薬剤師	170
カプセル充填	37
簡易懸濁法	102

環境面	97	コーラ	30
間歇投与	80	小分け	110
肝保護	80	小分け容器	92
気管支喘息	112		
急性脳症	83		

サ行

牛乳	99	災害対策	183
牛乳アレルギー	7, 112	災害マニュアル	183
吸入指導	116	細菌	160
強化母乳	62	cyclic TPN	80
恐怖心	37	cyclic PN	80
拒薬理由	43	剤形	33
グリベック	102	サトウザルベ	143
ケア方法	143	サプリメント	68, 72
経管栄養	72	散剤	2, 87
経管投与	58	色素沈着	130
経口補液	165	シクロスポリン	92
経腸栄養	62	シクロホスファミド	110
計量ピペット	92	思春期	49
痙攣閾値	149	手技	18
けいれん重積	135	受診のタイミング	165
血液脳関門	149	術後	157
解熱鎮痛剤	165	小児	175
原因に合わせた対処法	49	小児への関わり方	37
懸濁	99, 110	常用薬	183
誤飲	175	食品	68, 72
抗がん薬曝露対策	97, 99, 106	食品と混合	27, 33, 37, 106
抗菌薬適正使用	160	食品の調剤	62
抗ヒスタミン薬	149	浸出液	125
極小低出生体重児	18	新生児	14, 23, 56, 58
ココア	30	浸透圧	58
子どもへの影響	87	水剤瓶	110
コハク酸アレルギー	112	スコポラミン軟膏	139
ご褒美	37	ステロイド	143
コミュニケーション	43		

index

ステロイド外用	125
ステロイド外用薬	121, 130
ステロイド吸入	125
ステロイド内服	125
スプーン	18
スペーサー	116
スポイト	18
清潔	143
成長障害	125
成長ホルモン	125
説明ツール	43
セレン	68, 72
セレン欠乏症	72
洗浄	143
増粘剤	62

タ行

退院時服薬指導	18
代謝性疾患	83
対象薬	97
耐性菌	160
怠薬理由	49
脱カプセル	102
胆汁うっ滞	75
短腸症候群	75
乳首	18
中心静脈栄養	80
超低出生体重児	18
貯法	170
鎮静作用	149
ツール	49
低出生体重児	58
低身長	125

定量噴霧式吸入器	116
適応外使用	135
テゾン	68
テモゾロミド	106
添加剤	87
デンプン	2, 7
投与回数	23
塗布方法	121
塗布量	121
トレチノイン	99
とろみ剤	62

ナ行

内服拒否	37
内服困難	92
内服の練習	33
内服方法	18
乳児	14, 23
乳糖	2, 7
乳糖不耐症	2, 7, 14
熱性けいれん	149
ネブライザー	116
年齢別食事摂取量基準	68
年齢別理解度	43

ハ行

ハイドレア	102
曝露対策	110
発達障害	37
発熱	165
払い出し	92
反抗期	49

201

ビタミン	83
備蓄薬	183
ヒドロキシカルバミド	102
不安	121
副作用誤解	130
副作用説明	121, 130
服薬の重要性	43
賦形	92
賦形剤	2, 7, 58
賦形量	2
フルコナゾール	27
フルタイド 50μg エアゾール	116
プレドニゾロン	37
文献報告	125
粉砕	102
分包	62
ベビーパウダー	143
保管	170
保護者	175
母乳栄養	62
哺乳瓶	18

マ行

マクロライド系抗菌薬	33
慢性骨髄性白血病	102
慢性疾患	183
ミダゾラム	135
ミルクと混合	18, 23, 58
むせ	18, 23
免疫抑制患者	157

ヤ行

ヤクルト	30
ヨウ化カリウム	30
幼児	14, 27
予防接種	157

ラ行

ルゴール	30

キーワード索引　Q番号

欧文

ADH	Q20
cyclic PN	Q18
cyclic TPN	Q18
GCU	Q3
HMS-1	Q14
HMS-2	Q14
MDI	Q28
NICU	Q3, Q4
ST 合剤	Q6
ω3 系脂肪酸	Q17

ア行

亜鉛華単軟膏	Q34
味	Q6
亜セレン酸	Q15
アドヒアランス	Q10
アトピー性皮膚炎	Q29, Q31, Q35
アトロピン硫酸塩	Q33
アナフィラキシー	Q39
アルコール含有	Q20
アルファカルシドール内用液	Q5

一包あたり賦形量	Q3
イマチニブ	Q24
イレウス	Q13
院内製剤	Q15, Q33
ウイルス	Q37
ウイルス感染症	Q37
エキザルベ	Q34
壊死性腸炎	Q13
ST 合剤	Q6
エタノール血中濃度	Q20
エタノール代謝能	Q20
エビデンス	Q12

index

エピペン ……………… Q39	子どもへの影響 ………… Q20	スプーン ……………… Q4
エリキシル ……………… Q20	コハク酸アレルギー …… Q27	スペーサー ……………… Q28
お薬の説明 ……………… Q10	ご褒美 ………………… Q9	スポイト ……………… Q4
おススメ書籍 …………… Q12	コミュニケーション …… Q10	清潔 …………………… Q34
おむつかぶれ …………… Q34	コーラ ………………… Q7	成長障害 ……………… Q30
ω3 系脂肪酸 …………… Q17	小分け ………………… Q26	成長ホルモン ………… Q30
温湯 ………………… Q4，Q5	小分け容器 …………… Q21	説明ツール …………… Q10
		セレン ………… Q15，Q16
カ行	**サ行**	セレン欠乏症 ………… Q16
化学療法後 ……………… Q36	災害対策 ……………… Q41	洗浄 …………………… Q34
学校薬剤師 ……………… Q39	災害マニュアル ……… Q41	増粘剤 ………………… Q14
カプセル充填 …………… Q9	細菌 …………………… Q37	
簡易懸濁法 ……………… Q24	cyclic TPN …………… Q18	**タ行**
環境面 …………………… Q22	cyclic PN ……………… Q18	退院時服薬指導 ……… Q4
間歇投与 ………………… Q18	剤形 …………………… Q8	代謝性疾患 …………… Q19
肝保護 …………………… Q18	サトウザルベ ………… Q34	対象薬 ………………… Q22
気管支喘息 ……………… Q27	サプリメント …… Q15，Q16	耐性菌 ………………… Q37
急性脳症 ………………… Q19	散剤 …………… Q1，Q20	怠薬理由 ……………… Q11
牛乳 ……………………… Q23	色素沈着 ……………… Q31	脱カプセル …………… Q24
牛乳アレルギー …… Q2，Q27	シクロスポリン ……… Q21	胆汁うっ滞 …………… Q17
吸入指導 ………………… Q28	シクロホスファミド …… Q26	短腸症候群 …………… Q17
強化母乳 ………………… Q14	思春期 ………………… Q11	乳首 …………………… Q4
恐怖心 …………………… Q9	手技 …………………… Q4	中心静脈栄養 ………… Q18
拒薬理由 ………………… Q10	受診のタイミング ……… Q38	超低出生体重児 ……… Q4
グリベック ……………… Q24	術後 …………………… Q36	貯法 …………………… Q39
ケア方法 ………………… Q34	小児 …………………… Q40	鎮静作用 ……………… Q35
経管栄養 ………………… Q16	小児への関わり方 ……… Q9	ツール ………………… Q11
経管投与 ………………… Q13	常用薬 ………………… Q41	低出生体重児 ………… Q13
経口補液 ………………… Q38	食品 …………… Q15，Q16	低身長 ………………… Q30
経腸栄養 ………………… Q14	食品と混合	定量噴霧式吸入器 …… Q28
計量ピペット …………… Q21	……… Q6，Q8，Q9，Q25	適応外使用 …………… Q32
痙攣閾値 ………………… Q35	食品の調剤 …………… Q14	テゾン ………………… Q15
けいれん重積 …………… Q32	浸出液 ………………… Q30	テモゾロミド ………… Q25
血液脳関門 ……………… Q35	新生児	添加剤 ………………… Q20
解熱鎮痛剤 ……………… Q38	…… Q3，Q5，Q12，Q13	デンプン ………… Q1，Q2
原因に合わせた対処法 … Q11	浸透圧 ………………… Q13	投与回数 ……………… Q5
懸濁 …………… Q23，Q26	水剤瓶 ………………… Q26	塗布方法 ……………… Q29
誤飲 ……………………… Q40	スコポラミン軟膏 ……… Q33	塗布量 ………………… Q29
抗がん薬曝露対策	ステロイド …………… Q34	トレチノイン ………… Q23
……… Q22，Q23，Q25	ステロイド外用 ………… Q30	とろみ剤 ……………… Q14
抗菌薬適正使用 ………… Q37	ステロイド外用薬	
抗ヒスタミン薬 ………… Q35	……………… Q29，Q31	**ナ行**
極小低出生体重児 ……… Q4	ステロイド吸入 ………… Q30	内服拒否 ……………… Q9
ココア …………………… Q7	ステロイド内服 ………… Q30	内服困難 ……………… Q21

203

内服の練習 …………………… Q8	不安 …………………………… Q29	**マ行**
内服方法 ……………………… Q4	副作用誤解 …………………… Q31	マクロライド系抗菌薬 ……… Q8
乳児 …………………… Q3，Q5	副作用説明 ……… Q29，Q31	慢性骨髄性白血病 ………… Q24
乳糖 …………………… Q1，Q2	服薬の重要性 ………………… Q10	慢性疾患 …………………… Q41
乳糖不耐症 …… Q1，Q2，Q3	賦形 …………………………… Q21	ミダゾラム ………………… Q32
熱性けいれん ……………… Q35	賦形剤 ……… Q1，Q2，Q13	ミルクと混合
ネブライザー ……………… Q28	賦形量 ………………………… Q1	……………… Q4，Q5，Q13
年齢別食事摂取量基準 … Q15	フルコナゾール …………… Q6	むせ ………………… Q4，Q5
年齢別理解度 ……………… Q10	フルタイド 50μg エアゾール	免疫抑制患者 ……………… Q36
	………………………… Q28	
ハ行	プレドニゾロン …………… Q9	**ヤ行**
ハイドレア ………………… Q24	文献報告 …………………… Q30	ヤクルト …………………… Q7
曝露対策 …………………… Q26	粉砕 ………………………… Q24	ヨウ化カリウム …………… Q7
発達障害 …………………… Q9	分包 ………………………… Q14	幼児 …………………… Q3，Q6
発熱 ………………………… Q38	ベビーパウダー …………… Q34	予防接種 …………………… Q36
払い出し …………………… Q21	保管 ………………………… Q39	
反抗期 ……………………… Q11	保護者 ……………………… Q40	**ラ行**
ビタミン …………………… Q19	母乳栄養 …………………… Q14	ルゴール …………………… Q7
備蓄薬 ……………………… Q41	哺乳瓶 ………………………… Q4	
ヒドロキシカルバミド … Q24		

- **ジャンル別 Q 一覧**

ジャンル	該当Q
調剤	Q1 Q2 Q3 Q5 Q7 Q9 Q14 Q15 Q21 Q22 Q23 Q24 Q26 Q32 Q33 Q34
服薬指導	Q4 Q6 Q8 Q9 Q10 Q11 Q21 Q25 Q24 Q25 Q28 Q29 Q30 Q31 Q34 Q37 Q39 Q40
服薬支援	Q2 Q6 Q7 Q8 Q9 Q10 Q11 Q21 Q24 Q25 Q28
投与方法	Q2 Q4 Q5 Q17 Q19 Q21 Q23 Q24 Q25 Q27 Q32 Q34
栄養	Q14 Q15 Q16 Q17 Q18
DI等情報	Q12 Q13 Q17 Q20 Q21 Q22 Q24 Q26 Q27 Q28 Q29 Q30 Q31 Q33 Q34 Q35 Q36 Q37 Q38 Q39 Q40 Q41

現場の困った！をエキスパートが解決
こどもと薬のQ&A

定価　本体2,500円（税別）

平成29年 9 月25日　発　行
平成29年12月20日　第2刷発行

監　修　石川　洋一
　　　　（いしかわ　よういち）

編　集　小児薬物療法研究会

発行人　武田　正一郎

発行所　株式会社　じ ほ う

　　　　101-8421　東京都千代田区神田猿楽町1-5-15（猿楽町SSビル）
　　　　電話　編集　03-3233-6361　販売　03-3233-6333
　　　　振替　00190-0-900481
　　　　＜大阪支局＞
　　　　541-0044　大阪市中央区伏見町2-1-1（三井住友銀行高麗橋ビル）
　　　　電話　06-6231-7061

©2017　　　　　　　　組版　クニメディア(株)　　印刷　シナノ印刷(株)
Printed in Japan

本書の複写にかかる複製，上映，譲渡，公衆送信（送信可能化を含む）の各権利は
株式会社じほうが管理の委託を受けています。

JCOPY ＜(社)出版者著作権管理機構　委託出版物＞
本書の無断複製は著作権法上での例外を除き禁じられています。
複製される場合は，そのつど事前に，(社)出版者著作権管理機構（電話 03-3513-6969，
FAX 03-3513-6979，e-mail：info@jcopy.or.jp）の許諾を得てください。

万一落丁，乱丁の場合は，お取替えいたします。
ISBN 978-4-8407-5014-1

小児薬物療法 テキストブック

- 板橋 家頭夫／総監　● 石川 洋一、河田 興、冨家 俊弥／監
- 日本小児臨床薬理学会教育委員会／編

定価（本体3,600円＋税）
B5判／288頁／2017年9月刊／ISBN：978-4-8407-5010-3

小児薬物療法で
薬剤師に必要な知識のすべてが一冊に！

小児科領域の薬剤業務 ハンドブック 第2版

- 国立成育医療研究センター薬剤部／編

定価（本体4,600円＋税）
B5判／488頁／2016年9月刊／ISBN：978-4-8407-4898-8

小児医療の現場で役立つ一冊！

全国30こども病院の与薬・服薬説明事例にもとづく
乳幼児・小児 服薬介助ハンドブック

- 五十嵐 隆／監　● 日本小児総合医療施設協議会（JACHRI）／編

定価（本体3,600円＋税）
B6変型判／286頁／2013年11月刊／ISBN：978-4-8407-4513-0

全国の事例を収集！
「おくすりを上手に飲まるせるために」
すぐに役立つ一冊！

株式会社じほう　http://www.jiho.co.jp/

〒101-8421 東京都千代田区神田猿楽町1-5-15 猿楽町SSビル　TEL.03-3233-6333　FAX.0120-657-769
〒541-0044 大阪市中央区伏見町2-1-1 三井住友銀行高麗橋ビル　TEL.06-6231-7061　FAX.0120-189-015